LA VACCINE

SOUMISE

AUX SIMPLES LUMIÈRES DE LA RAISON

OUVRAGE DESTINÉ AUX PÈRES ET MÈRES DE FAMILLE
DES VILLES ET DES CAMPAGNES,

PAR C.-C.-H. MARC,

MÉDECIN DU ROI,

Membre du Conseil supérieur de Santé, du Conseil de Salubrité, directeur des Secours aux Noyés et Asphyxiés, officier de la Légion-d'Honneur, chevalier de l'ordre royal de Léopold, membre de l'Académie royale de Médecine, membre correspondant de plusieurs Académies et Sociétés savantes nationales et étrangères.

DEUXIÈME ÉDITION

Revue, corrigée et augmentée.

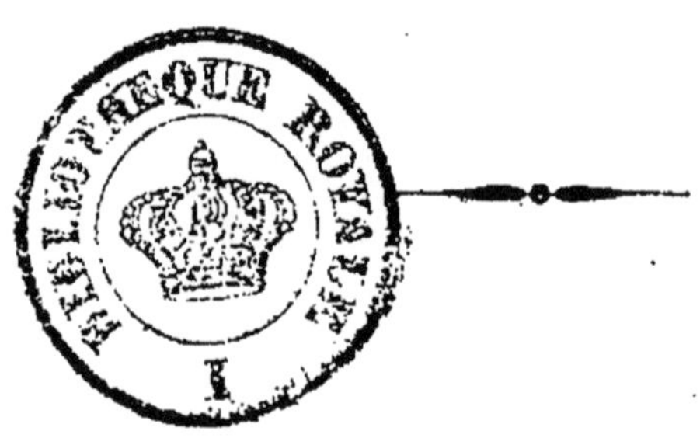

A PARIS,

CHEZ J.-B. BAILLIÈRE,

LIBRAIRE DE L'ACADÉMIE ROYALE DE MÉDECINE,
RUE DE L'ÉCOLE DE MÉDECINE, N. 13 BIS;

A LONDRES. — MÊME MAISON, 219, REGENT-STREET.

1836.

OUVRAGE DU MÊME AUTEUR:

NOUVELLES RECHERCHES sur les Secours à donner aux Noyés et Asphyxiés. Paris, 1835. In-8° avec 16 planches, 7 fr.

IMPRIMÉ CHEZ PAUL RENOUARD,
RUE GARANCIÈRE, N. 5.

ACADÉMIE ROYALE DE MÉDECINE.

RAPPORT

DE LA

COMMISSION DE VACCINE

SUR UN OUVRAGE DE M. MARC, AYANT POUR TITRE :

LA VACCINE

SOUMISE

AUX SIMPLES LUMIÈRES DE LA RAISON.

La Commission de vaccine s'empresse de répondre à la demande de M. le ministre du commerce, en lui transmettant son avis *sur l'utilité qu'il pourrait y avoir à répandre l'ouvrage de M. Marc parmi les populations des campagnes.*

En résumant les observations faites avec soin par les vaccinateurs les plus zélés du royaume, la commission est parvenue aux conclusions suivantes :

1° Le nombre et la nature des obstacles qui s'opposent, surtout dans les campagnes, à la pratique de la vaccine, sont en rapport avec le degré d'instruction de leurs habitans.

2° La plus grande partie de ces obstacles repose sur les préventions dont la vaccine a été l'objet depuis son introduction en France, préventions qui se sont perpétuées jusqu'à présent, sans rien perdre de leur force et de leur fâcheuse influence.

3° Ces préventions sont souvent partagées par les autorités locales dont le devoir serait de les combattre.

4° La pratique de la vaccine se concentre de plus en plus entre les mains des sages-femmes, et la plupart d'entre elles sont dépourvues des connaissances nécessaires pour justifier la validité de leurs opérations.

5° Pour remédier à ces inconvéniens graves et si défavorables à la propagation de la vaccine, l'administration et les vaccinateurs ont souvent manifesté le vœu de voir répandre, surtout dans les campagnes, une instruction claire, précise, propre à détruire les préjugés populaires et à éclairer la conduite des personnes qui se livrent à l'exercice de la vaccine.

C'est dans l'intention louable d'atteindre

ce but, que M. Marc a rédigé un opuscule intitulé : *La vaccine soumise aux simples lumières de laraison.*

Cet ouvrage est le seul en France où toutes les préventions populaires contre la vaccine soient combattues de la manière la plus victorieuse, et disparaissent enfin pour faire place à la conviction la plus intime sur l'efficacité de la découverte de enner.

Ce travail, dont la première édition a paru en 1809, a déjà obtenu l'approbation de l'ancien comité central de vaccine; la nouvelle édition soumise en ce moment à l'examen de la commission, a éprouvé les changemens et les additions nécessités par les progrès des connaissances médicales.

D'après ces considérations, la commission de vaccine a adopté les conclusions suivantes :

1° L'ouvrage de M. Marc, en s'adressant à toutes les classes de la société, mais en éclairant surtout les habitans de la campagne sur les intérêts les plus chers de la conservation de leurs familles, peut exercer une heureuse et puissante influence sur la propagation de la vaccine.

2° Cet ouvrage, digne de la confiance

du gouvernement, sera distribué ou recommandé aux personnes qui vaccinent dans les campagnes, ou qui, par leur position sociale, ont acquis un certain ascendant sur l'esprit et les déterminations des habitans de leurs communes.

3° Cet opuscule sera surtout répandu dans les départemens suivans :

(Suit l'indication de trente-trois départemens.)

Paris, ce 19 décembre 1835.

Les membres de la commission :

Signé, MM. HUSSON, *président*, GIRARD, CORNAC, JADELOT, DANYAU, GÉRARDIN, *rapporteur*.

Lu et adopté en séance, le 5 janvier 1836.

Le secrétaire perpétuel :
Signé, E. PARISET.

PRÉFACE

DE LA DEUXIÈME ÉDITION.

Le succès qu'obtint la première édition de cet écrit, avait suffi pour me donner la conviction qu'il avait rempli mon intention partout où il avait trouvé des lecteurs.

Frappé des objections qu'on a élevées dans ces dernières années contre la vaccine, ainsi que des obstacles qu'on a opposés à la propagation de cet inappréciable bienfait; encouragé d'ailleurs par quelques amis auxquels mon opuscule était connu, je me suis déterminé à le reproduire, en lui faisant subir les augmentations que l'expérience et l'état actuel de la science avaient rendues nécessaires.

Cette détermination a encore été fortifiée par le rapport que, sur la demande de M. le ministre du commerce, la commission de vaccine a fait sur la nouvelle édition de cet ouvrage, rapport auquel l'Académie royale de mé decine a donné son approbation.

Paris, 25 janvier 1836.

Paris, le 17 avril 1809.

Le Secrétaire du Comité central de Vaccine, établi près S. E. le Ministre de l'intérieur,

A M. MARC,

Docteur en Médecine, à Paris.

MONSIEUR ET CHER CONFRÈRE,

J'ai présenté au Comité, dans sa Séance du 14 de ce mois, l'ouvrage que vous venez de publier sur la Vaccine, et que vous avez eu la complaisance de me faire parvenir. Les vues de bien public qui vous ont dirigé dans la rédaction de cet ouvrage, et la manière dont vous avez su présenter les connaissances les plus nécessaires à la pratique de la Vaccine, ont fixé particulièrement l'attention du Comité.

Il ne doute pas que votre travail n'atteigne le but que vous vous êtes proposé, et c'est avec beaucoup d'empressement que je vous témoigne la satisfaction que tous les membres du Comité ont éprouvée en jugeant du bon esprit dans lequel le plan de votre travail et le travail lui-même ont été conçus.

Permettez que je joigne à l'assurance des sentimens d'estime du Comité, celle de la parfaite considération avec laquelle j'ai l'honneur d'être, etc.

Signé HUSSON.

PRÉFACE

DE LA PREMIÈRE ÉDITION.

Les écrits que la France a vu paraître sur la Vaccine, depuis la découverte de ce précieux préservatif, sont tellement nombreux, que j'ai plus d'une fois hésité si j'offrirais au public l'essai que je lui soumets aujourd'hui. Voici les motifs qui m'ont décidé :

J'ai cru avoir remarqué que les instructions sur la Vaccine (je ne parle point de celles qui sont destinées aux gens de l'art) n'étaient point assez populaires pour pouvoir être facilement saisies par toutes les classes, et principalement par cette portion si nombreuse et si intéressante de la société, qui se livre exclusivement aux travaux des champs. Si l'esprit des gens de la campagne est moins cultivé que celui des citadins, leur jugement est droit et ne demande qu'à être convenablement dirigé. Aussi ai-je, en parlant autant que possible à leurs sens, soumis la Vaccine *aux simples lumières de la raison*.

Cet ouvrage paraît, il est vrai, un peu tard; mais il n'en deviendra que plus convaincant: moins encore par la force des raisonnemens, que par l'empire que des faits imposans et une longue expérience exercent à juste titre sur l'opinion publique.

D'après ces considérations, j'ai été obligé de sacrifier constamment l'élégance des phrases à leur extrême clarté. J'ose croire néanmoins que même les pères et mères de famille d'une éducation soignée, pourront tirer quelque fruit de la méditation de cet écrit.

J'espère qu'il pourra fixer un instant l'attention de mes lecteurs, et celle surtout des autorités constituées et des ministres des autels.

Paris, juin 1809.

LA VACCINE

SOUMISE

AUX SIMPLES LUMIÈRES DE LA RAISON,

DANS le village de C***, aux environs de Paris, existe un vieillard vénérable : ministre de la religion, il croirait remplit imparfaitement ses devoirs s'il n'instruisait ses paroissiens sur les objets d'où peut dépendre leur bonheur en ce bas-monde. S'agit-il, par exemple, d'une amélioration en agriculture ? il est le premier à la leur proposer. Il écoute avec attention leurs observations, les adopte si elles sont justes, et c'est toujours avec douceur, et seulement par la force des raisonnemens, qu'il relève leurs erreurs. Il a pour maxime qu'*il ne* *faut contraindre personne, mais qu'il faut éclairer; et que l'homme, une fois convaincu de la vérité d'un principe, en admet tôt ou tard les conséquences.*

Il s'intéresse surtout à la santé des villageois, dont il dirige les consciences; il regarderait avec raison comme un péché toute légèreté ou toute indifférence qui tendrait à la compromettre. Ce digne curé, pour mieux instruire ses paroissiens, a établi dans son presbytère ce qu'on appelle des conférences ou entretiens. Les chefs de famille s'y réunissent ordinairement une fois par semaine, après l'heure des travaux.

La nature du sujet qui doit être traité permet qu'on y admette quelquefois les femmes, et même les jeunes gens. J'ai assisté à plusieurs de ces conférences : comme elles m'ont présenté le plus grand intérêt, j'ai cru devoir les publier, et me suis imposé la loi d'en retracer, non pas seulement l'esprit, mais encore, autant qu'il m'a été possible, l'exactitude littérale.

PREMIÈRE CONFÉRENCE.

Le curé. — M. Martin, chirurgien du village. — Georges Bonnefoi. — Lise Bonnefoi, sa femme. — Mathurin Vaillant. — Catherine Vaillant, sa femme. — Jean Rétif. — Plusieurs autres villageois et villageoises.

LE CURÉ.

Bonsoir, mes enfans. Sommes-nous tous réunis?

GEORGES BONNEFOI.

A-peu-près tous, monsieur le Curé; car, d'après la liste de convocation que vous m'avez remise, je trouve qu'il ne manque que trois personnes, qui ne tarderont probablement pas d'arriver.

LE CURÉ.

N'importe; nous allons toujours commencer notre entretien. Nous aurons beaucoup de choses à nous dire; il faut mettre à profit tous nos instans.

CATHERINE VAILLANT.

Monsieur le Curé a donc des choses bien extraordinaires à nous communiquer? car les femmes, toutes curieuses qu'elles sont, n'ont pas toujours le bonheur d'être admises à la conférence.

LE CURÉ.

Cela n'arrive pas souvent, il est vrai, par la raison bien simple qu'il est une infinité d'objets qui concernent moins les femmes que les hommes. Mais aujourd'hui, mes amis, j'ai à vous entretenir d'un point qui intéresse particulièrement la sensibilité maternelle. Veuillez m'accorder votre attention.

TOUS.

Nous vous écoutons, monsieur le Curé!

LE CURÉ.

Vous rappelez-vous, mes enfans, ce qui s'est passé il y a aujourd'hui un an?

GEORGES BONNEFOI.

Si nous nous le rappelons! Il y a aujourd'hui un an qu'on enterra ce pauvre Mathieu, fils unique d'une veuve infirme. C'était un bien brave garçon, ce Mathieu. Ça n'avait que dix-huit ans, mais ça travaillait comme un homme. C'était lui qui nourrissait sa mère. Cette pauvre femme! elle ne lui a pas survécu long-temps. Quant à lui, nous l'avons tous pleuré comme si c'eût été notre propre enfant.

LE CURÉ.

Vous souvenez-vous aussi de quelle maladie il est mort?

MATHURIN VAILLANT.

C'est de la petite-vérole.

LE CURÉ.

Eh bien! mes amis, j'ai cru devoir profiter de l'anniversaire du déplorable évènement qui occasiona une tristesse générale parmi nous, pour vous parler, non pas de la petite-vérole, mais d'un moyen sûr de s'en garantir.

CATHERINE VAILLANT.

Monsieur le Curé, vous nous avez habitués à vous parler avec franchise : je vais user de ce droit. Je vois où vous voulez en venir : vous voulez nous parler de la petite-vérole des vaches. Ça s'appelle la vaccine, et on prétend que ça préserve les enfans de la véritable petite-vérole. Quant à moi, je n'en crois rien, et je ne consentirai jamais à laisser vacciner les miens.

TOUTES LES FEMMES ET QUELQUES MARIS.

Ni moi! ni moi!

LE CURÉ.

Mes amis, vous venez de commettre une faute bien grave : vous condamnez une chose sans la connaître!... Mon but, vous le savez, en vous réunissant chez moi, est de vous entretenir et de vous éclairer sur les objets qui peuvent contribuer à votre bonheur et à votre tranquillité. Je n'ai pas le pouvoir de vous forcer à faire ce que je crois vous être utile; d'ailleurs, je l'aurais, ce pouvoir, qu'il n'entrerait pas dans mon caractère d'en user. C'est donc plutôt d'après votre propre conviction que je me propose de diriger votre volonté ; et M. Martin, notre brave chirurgien, en qui vous avez tous confiance, m'assistera dans cette entreprise difficile. Or, lui et moi nous sommes partisans de la vaccine; vous autres, vous n'avez pas l'air d'y ajouter grande foi. Eh bien! vous nous ferez toutes vos objections : nous tâcherons d'y répondre ; et, si vous êtes vainqueurs, nous vous promettons de ne jamais plus vous dire un mot sur la vaccine. Mais si, au contraire, c'est nous qui gagnons, vous serez assez justes pour vous avouer vaincus, et pour ne pas vous opposer, par un entêtement qui alors deviendrait condamnable, à l'application de la plus heureuse des découvertes. Or donc, préparez-vous tous au combat.

UN VILLAGEOIS.

Mais nous ne voulons pas nous battre, monsieur le Curé.

LE CURÉ.

Je veux dire que vous ayez à vous préparer à un combat d'opinions. Cependant, avant d'en venir là, mes enfans, permettez-moi de vous retracer quelques vérités. Vous savez tous quelle terrible maladie est la petite-vérole, combien de pauvres enfans en souffrent; mais ce à quoi vous n'avez peut-être pas pensé, c'est au nombre effrayant de ceux qui y succombent. Combien croyez-vous, qu'année commune, il meurt en Europe de personnes par la petite-vérole?

MATHURIN VAILLANT.

Comment voulez-vous que nous sachions ça?

LE CURÉ.

Il en meurt en Europe, qui n'est qu'une seule partie du monde, *quatre cent cinquante mille!*

CATHERINE VAILLANT.

C'est effrayant, si cela est; mais je ne conçois pas comment on peut savoir ça.

LE CURÉ.

Rien de plus aisé. Vous savez que, dans

les paroisses ou dans les municipalités, on tient des registres des naissances et des décès. A la fin de chaque année, les curés ou les maires font un relevé de ces registres. Dans presque tous les pays, les causes des décès sont spécifiées, de sorte que, en relevant les listes mortuaires, on est parvenu à savoir combien, chaque année, la petite-vérole avait enlevé d'habitans. Après cela, on a comparé le nombre des personnes mortes de la petite-vérole au nombre total des naissances et des habitans, et on a pu, par ce moyén, savoir combien cette maladie moissonnait d'hommes, même dans les pays où on ne tient pas des listes aussi exactes. Pour vous faire encore mieux comprendre la chose, je vous dirai que, sur soixante-douze mille habitans, on compte généralement trois mille naissances par an. On comptait, avant l'introduction de la vaccine, trois cents décès occasionés par le petite-vérole seulement. En conséquence, dans une province de cent quarante-quatre mille habitans, je suppose, il en périrait annuellement six cents de la petite-vérole. Jugez, mes amis, quels horribles ravages!... Ajoutez actuellement à ces six cents victimes le nombre, bien plus considérable encore, d'individus qui meurent plus tard, mais toujours des suites de la même maladie ; la quantité énorme de ceux qui perdent la vue, qui restent sourds, contrefaits, estropiés, couverts d'ulcères affreux et incurables; le nombre de ceux qui deviennent imbécilles : présentez vivement à votre imagination ce tableau affreux; mais malheureusement trop vrai, et frémissez !...

(*Il règne un profond silence parmi les auditeurs. Le curé continue.*)

Non, mes bons amis, ne croyez pas que j'aie exagéré les suites déplorables de ce redoutable fléau : je suis encore loin d'approcher de la réalité. D'ailleurs, regardez autour de vous ; bornez-vous à votre village, et informez-vous combien, depuis dix ans seulement, la petite-vérole y a moissonné d'enfans, combien il en est encore qui portent des traces hideuses de cette ennemie du genre humain. Comparez ces diverses victimes avec le nombre total des habitans, et convenez qu'en vos qualités de pères et de mères, je dirai plus, qu'en vos qualités d'hommes et de chrétiens, vous pécheriez contre vos enfans, contre la société et contre la religion, si vous vous opposiez à la destruction d'une maladie qui, d'un jour à l'autre, peut vous ravir vos plus chères espérances.

JEAN RÉTIF.

Monsieur le Curé, vous me permettrez de vous faire observer que nous sommes tous bien persuadés que la petite-vérole est une terrible maladie; mais comment y remédier ?

LE CURÉ.

Je vous l'ai dit : *en faisant vacciner vos enfans*, et en général tous ceux qui n'ont point encore eu la petite-vérole.

JEAN RÉTIF.

Sans doute, si la vaccine pouvait les

préserver de la petite-vérole; mais c'est une grande question!

LE CURÉ.

Vous vous trompez, ce n'est plus aujourd'hui une question, et pour vous prouver que ce que je vous dis est vrai, je citerai entre beaucoup d'autres preuves ce qui résulte du rapport que vient de publier à Londres la société nationale pour la vaccine. Cette société rapporte qu'en 1834 trois cent trente-quatre personnes sont mortes dans Londres de la petite-vérole. La société a calculé que le terme moyen des décès causés chaque année dans cette capitale seulement, par cette maladie, s'y trouve réduit de près de QUATRE MILLE depuis la découverte de la vaccine. Ce simple calcul est plus propre que tous les raisonnemens à faire apprécier les résultats bienfaisans de cette découverte, et à convaincre les détracteurs qu'elle rencontre encore dans nos départemens.

JEAN RÉTIF.

Mais quand même la vaccine préserverait de la petite-vérole, il y aurait encore bien des choses à dire. Je suis sûr, par exemple, de faire à M. Martin, notre chirurgien, des objections contre la vaccine, qui ne l'embarrasseront pas peu.

M. MARTIN.

C'est ce qu'il faudra voir. Au reste, je vous promets sur mon honneur, de vous déclarer franchement si vos objections sont fondées, et s'il m'est impossible d'y répondre. Je vous écoute.

JEAN RÉTIF.

D'abord, je veux admettre provisoirement que la vaccine préserve de la petite-vérole; *n'est-ce point commettre un péché que de s'opposer à la volonté du ciel, en empêchant une maladie que nous devons avoir?*

(*M. Martin veut parler, le Curé l'arrête.*)

LE CURÉ.

Halte-là, monsieur le Chirurgien! ceci me regarde; c'est à moi à y répondre. Mes amis, depuis vingt-cinq ans que je vis parmi vous, n'ai-je point constamment cherché à vous donner l'exemple des vertus que je vous ai prêchées?

TOUS.

Oui, monsieur le Curé, nous pouvons l'attester.

LE CURÉ.

Me suis-je écarté un instant des devoirs que mes qualités de chrétien et de ministre des autels m'imposaient?

TOUS.

Non, monsieur le Curé.

LE CURÉ.

Pourquoi donc voudriez-vous que je

m'en écartasse, aujourd'hui où j'approche du terme de ma carrière?... Pourquoi voudriez-vous qu'aujourd'hui je me déclarasse le partisan d'une cause que vous regardez injustement comme mauvaise, d'une cause qui doit m'être entièrement indifférente quant à mes intérêts personnels; mais que je ne soutiens que pour le bien de l'humanité entière et pour le vôtre en particulier?

GEORGES BONNEFOI.

Dans le fait, monsieur le Curé est incapable de nous conseiller quelque chose qui ne soit pas juste.

LE CURÉ.

Mais ce n'est pas par de vaines déclamations que je veux vous combattre, Jean Rétif: c'est par des raisons. Or, comprenez-vous bien ce que veut dire : *S'opposer aux volontés du ciel?...* C'est, selon moi, *vouloir s'opposer à la volonté de*

Dieu, en changeant une chose qu'il n'a pas voulu qu'on changeât.

JEAN RÉTIF.

C'est bien cela, monsieur le Curé.

LE CURÉ.

Lorsque, par exemple, vous éprouvez des revers de fortune, et que pour les réparer vous employez des moyens contraires à la probité; ou bien, lorsque n'ayant pas assez de courage et de résignation pour supporter l'adversité, vous abrégez votre carrière en détruisant votre santé, ou en vous donnant la mort: *voilà ce qui s'appelle s'opposer à la volonté de Dieu.* Mais lorsque vous cherchez à conserver votre santé et vos jours; lorsque, par tous les moyens qui sont en votre pouvoir, vous tâchez de prévenir les maladies: loin de déplaire à Dieu, vous ne faites que vous conformer à ses préceptes. D'ailleurs, qui vous a dit, mon cher Rétif, que nous devons avoir la petite-vérole? . . . Je ne sais si je vous comprends bien; car cette partie de votre objection peut s'interpréter de deux manières différentes. Dans tous les cas, je ne m'attacherai qu'au sens auquel il me convient de répondre. Quant à l'autre sens que comporte votre remarque, ce sera à M. le Chirurgien à le discuter.

Vous dites donc qu'on s'oppose aux volontés du ciel, en s'opposant à une maladie *qu'on doit avoir*, ce qui veut dire aussi, *à laquelle on est destiné*. Savez-vous bien que ce que vous dites là, sent terriblement ce qu'on appelle *le fatalisme*? C'est-à-dire que vous semblez admettre que l'un est destiné d'avance par Dieu à être heureux, tandis que l'autre est destiné à être malheureux; que l'un est destiné à être vertueux, et l'autre à être vicieux; que l'un doit mourir de sa mort naturelle, quelque imprudence qu'il commette, tandis que l'autre doit périr d'une mort violente, quelque soin qu'il prenne de conserver ses jours. Une pareille pensée, mon cher Rétif, est contraire à la doctrine chrétienne, et n'est tout au plus pardonnable qu'aux Turcs, qui crurent pendant long-temps pouvoir impunément affronter les plus grands périls au milieu des batailles, dans la persuasion où ils étaient, qu'il n'y aurait que les hommes destinés d'avance à périr d'un coup de canon, qui recevraient la mort. Cependant, lorsqu'ils virent que le boulet ne faisait pas de distinction, et qu'il blessait ou tuait ceux qui s'y exposaient, ils commencèrent à douter du fatalisme ou de la prédestination. Mais je veux vous rendre la chose encore plus sensible. Que feriez-vous, si vous aviez le malheur de tomber dans la rivière?

JEAN RÉTIF.

Pour le coup, je ne serais pas bien embarrassé : je m'en tirerais à la nage.

LE CURÉ.

Mais si vous ne saviez pas nager, et

qu'on envoyât des pêcheurs à votre secours?

JEAN RÉTIF.

Je leur tendrais les bras, et je tâcherais de grimper dans leur bateau.

LE CURÉ.

Vous voyez, mon ami, qu'en vous conduisant ainsi, vous donneriez un démenti formel à votre assertion; car, si le bon Dieu, en vous mettant au monde, vous a destiné à avoir la petite-vérole, et vous a défendu de vous en garantir, il a dû aussi, en permettant que vous tombiez à l'eau, vous défendre d'employer les moyens qui sont en votre pouvoir pour vous en retirer. Vous devez, au contraire, attendre que la rivière vous engloutisse ou qu'elle vous jette vivant sur ses bords.

GEORGES BONNEFOI.

Il me semble qu'il n'y a rien à répliquer à cela.

LE CURÉ.

Je veux continuer mes comparaisons, afin de lever toute espèce de doute parmi vous. Si un de vous avait la fièvre, n'appellerait-il pas un chirurgien pour le guérir? ne prendrait-il pas les médicamens que celui-ci lui ordonnerait?... Quand vous voulez que vos terres rapportent, ne faut-il pas que vous les labouriez, que vous les ensemenciez?... Cependant, en faisant tout cela vous vous opposeriez, d'après le dire de Jean Rétif, aux volontés du ciel, parce que vous changeriez la destination des choses; car, si le bon Dieu vous donne la fièvre, vous devez (je pars toujours de la supposition de Jean Rétif), vous devez l'abandonner à la nature, et attendre que Dieu vous guérisse ou vous fasse mourir. Si vous trouvez un terrein inculte, vous devez vous garder d'en approcher la charrue; mais attendre qu'il plaise au ciel d'y faire pousser du blé. Je vous le demande, de pareilles idées ne sont-elles pas absurdes?... je dirai plus, elles sont impies, parce qu'elles font tort à la justice et à la clémence divines. Dieu vous a accordé un grand avantage sur les animaux; il vous a donné la raison: c'était pour que vous en usassiez. Il vous a donné les facultés propres à distinguer les dangers qui, dans l'ordre immuable des choses, devaient vous entourer: c'était vous donner en même temps les moyens de vous en garantir. Enfin, *Dieu a permis qu'on découvrît la vaccine : c'était pour que vous en fissiez usage contre la petite-vérole.*

MATHURIN VAILLANT.

Je défie de répondre à cela. C'est si clair! mais, monsieur le Curé, ne disiez-vous pas, il y a un instant, que l'objection de Jean Rétif avait deux sens; que vous répondriez à l'un, et M. le chirurgien à l'autre?

LE CURÉ.

Effectivement. Le premier sens de cette

objection, se rapporte à la religion et à la morale. Je crois vous avoir prouvé que prévenir la petite-vérole, au moyen de la vaccine, n'est point un péché. D'ailleurs, si, à ce sujet, vous ne voulez pas vous en rapporter à moi seul, vous n'avez qu'à vous informer si plusieurs évêques et archevêques n'invitent point par des missives, les curés de leurs diocèses à favoriser de tout leur pouvoir la propagation de la vaccine.

TOUS.

Nous nous en rapportons bien à vous, monsieur le Curé : vous ne nous avez jamais induits en erreur.

LE CURÉ.

Le second sens que l'on peut attacher à l'objection qui nous occupe, se rapporte à la médecine, parce qu'il paraîtrait, suivant ce qu'a dit Jean Rétif, que la petite-vérole serait une maladie naturelle, c'est-à-dire une maladie que tout le monde doit avoir au moins une fois dans sa vie, et qu'en conséquence il serait dangereux de supprimer. C'est M. le Chirurgien que cela regarde.

M. MARTIN.

Mes amis, à proprement parler, il n'existe point de maladie naturelle, et toute maladie est contraire à notre nature. Je ne m'arrêterai pas à vous prouver ce que je viens d'avancer, parce que cela nous éloignerait trop de notre sujet. Mais en supposant même qu'il existât des maladies naturelles, ce ne serait certainement pas la petite-vérole, et en voici la raison.

Une maladie, pour pouvoir être appelée naturelle, doit tellement dépendre de notre constitution, c'est-à-dire de notre manière d'être, que si cette maladie n'avait pas lieu, nous ne pourrions pas nous bien porter; et comme les hommes ont toujours été et seront toujours conformés de la même manière, il en résulte encore, que pour qu'une maladie pût être regardée comme naturelle, elle devrait avoir existé de tout temps. Or, la petite-vérole n'existe que depuis douze cents et quelques années. Avant cette époque, personne ne la connaissait. En Suède, on l'ignorait encore vers la fin du seizième siècle, c'est-à-dire du temps de Henri IV. Enfin, ce ne fut qu'en 1648 que les Hollandais la communiquèrent aux habitans du Cap (*). Cependant, il y a douze siècles, les Européens se portaient aussi bien qu'à présent : cependant, les Suédois, avant la fin du seizième siècle, et les habitans du Cap avant 1648, vivaient aussi long-temps et n'étaient pas plus malades qu'ils ne le sont aujourd'hui ; au contraire, ils l'étaient moins, parce qu'ils étaient plus sobres qu'à présent. Vous voyez donc bien que ce n'est qu'un préjugé qui a pu faire regarder la petite-vérole comme une maladie nécessaire et même utile ; parce que, dit-

(*) Le cap de Bonne-Espérance, en Afrique.

on entre autres, *elle purge le corps des humeurs.* Ma foi, autant garder les humeurs, puisque humeurs il y a, que d'en être débarrassé par tant de dangers et par tant de douleurs. D'ailleurs, comment font ceux qui n'ont jamais eu la petite-vérole, et qui parviennent néanmoins à un âge avancé? le nombre de ces heureux est petit, à la vérité; mais il est toujours suffisant pour prouver qu'il est possible de très bien se porter, et de devenir très vieux, sans avoir eu la petite-vérole.

LE CURÉ.

Êtes-vous maintenant convaincus: premièrement, que ce n'est point un péché de se soustraire à la petite-vérole; secondement, que la petite-vérole n'est pas une maladie qui nous soit nécessaire?

TOUS.

Oui, monsieur le Curé.

CATHERINE VAILLANT.

Mais, monsieur Martin, dites-nous, je

vous prie, comment on a découvert la vaccine?

LE CURÉ.

Il est tard, mes enfans, il faut nous séparer; mais comme l'objet de notre entretien est d'une haute importance, nous nous réunirons tous les soirs jusqu'à ce que nous l'ayons examiné à fond. Demain, Catherine, M. Martin satisfera à votre demande. Bonsoir, mes amis!

TOUS.

Bonsoir, monsieur le Curé! Bonsoir, monsieur Martin.

SECONDE CONFÉRENCE.

LES PRÉCÉDENS.

LE CURÉ.

Monsieur Martin, j'ai promis hier à Catherine, que vous lui raconteriez comment on a découvert la vaccine. Voudriez-vous avoir la bonté d'acquitter ma promesse?

M. MARTIN.

Très volontiers. Autrefois, mes amis, on inoculait la petite-vérole; c'est-à-dire, on prenait sur la pointe d'une lancette de la matière d'un bouton de petite-vérole, et on faisait avec cette lancette une légère piqûre au bras ou à la main de celui qu'on voulait inoculer. Au bout de plusieurs jours, la petite-vérole se déclarait, et suivait la même marche que celle qui vient par l'infection, et que l'on appelait très improprement (d'après ce que je vous ai dit hier) *petite-vérole naturelle*. La petite-vérole inoculée était communément bien moins dangereuse que la naturelle, car il meurt de la première, ordinairement un malade sur dix, et même un sur cinq quand elle est maligne; au lieu que sur deux cents inoculés, il en succombe à peine un. En conséquence, plusieurs gouvernemens avaient nommé des hommes de l'art, pour inoculer la petite-vérole dans les campagnes. Un médecin qui s'appelait *Jenner*, fut un de ceux que le gouvernement anglais désigna. Ce médecin arriva vers l'an 1795, dans une province d'Angleterre qu'on appelle le *Glocestershire*, très riche en pâturages, et où la fortune des paysans consiste principalement en vaches. Aussi la plupart des habitans n'y sont-ils occupés qu'à soigner et à traire les bestiaux. Dans ce pays, les vaches laitières sont sujettes à une maladie qui consiste en quelques boutons ou pustules qui viennent au pis de l'animal, ce qui ne l'empêche point de se bien porter; seulement il est un peu plus triste, et il donne un peu moins de lait qu'à l'ordinaire. Vous savez, mes amis, que lorsqu'on travaille on attrape souvent de petites écorchûres aux doigts; or, les habitans de ce pays avaient remarqué que tous ceux qui, ayant les doigts écorchés, trayaient les vaches, gagnaient ces boutons; mais *qu'ils ne les gagnaient qu'une fois dans leur vie; que ces boutons, qui ne venaient qu'aux endroits écorchés, n'empêchaient pas les personnes de continuer leurs travaux; qu'ils disparaissaient bientôt, et enfin, que tous les individus qui avaient gagné les boutons des vaches, n'avaient jamais la petite-vérole.*

Le docteur *Jenner*, qui, lorsqu'il arriva dans le Glocestershire, pour inoculer les gens de la campagne, ignorait ce que je viens de vous dire, fut fort surpris de trouver un nombre considérable de personnes chez lesquelles l'inoculation de la petite-vérole ne prenait point. Un jour qu'il en témoigna son étonnement, on lui dit : *cela ne doit pas vous surprendre, monsieur le docteur, car, nous avons eu les boutons des vaches.* Il demanda ce que c'était que les boutons des vaches, et on le lui expliqua. Alors, il répéta ces expériences, et ne se contenta pas de prendre la matière des vaches mêmes; mais il la prit du bras d'un enfant qu'il avait vacciné, et la communiqua à un autre, de cet autre enfant à un troisième, de ce troisième à un quatrième, et ainsi de suite; de sorte qu'aujourd'hui on peut se passer de vaches, et propager les boutons d'une personne à une autre.

MATHURIN VAILLANT.

Mais comment n'a-t-on pas trouvé cela plus tôt?

M. MARTIN.

On assure qu'un Français, *M. Rabaud*

de Montpellier, avait déjà fait cette découverte avant *Jenner;* mais il n'en reste pas moins certain que ce dernier fut le premier qui l'utilisa en la faisant bien connaître et en la propageant. D'ailleurs, les hommes passent souvent à côté des choses les plus utiles, sans les remarquer.

Depuis long-temps on disait dans le pays, que les pustules des vaches préservaient de la petite-vérole ; mais comme il venait peu de médecins dans ces endroits, on n'y fit pas attention, et on ne se donna pas la peine de bien constater le fait.

GEORGES BONNEFOI.

Ce docteur anglais (je ne me rappelle plus comment vous le nommez) a sans doute fait un secret de cela? ça a dû lui rapporter bien de l'argent.

M. MARTIN.

C'est ce qui vous trompe, Georges. Un

médecin qui aime et honore sa profession n'a point de secret. Tout ce qu'il découvre d'utile à l'humanité, il le publie, afin que tout le monde puisse en tirer parti; et toutes les fois que vous verrez un médecin à secrets, vous pourrez dire, sans craindre de vous tromper, que c'est un charlatan. Le docteur *Jenner* resta, il est vrai, quelque temps sans parler de sa découverte; mais c'était pour mieux la constater. Par exemple, il fit venir plusieurs vieillards qui, dans leur jeunesse, avaient eu les boutons des vaches; et il leur inocula la petite-vérole; mais elle ne voulut pas prendre, et il se convainquit ainsi, que la vaccine préserve pour toujours de la petite-vérole. Ce fut alors qu'il communiqua sa découverte au collège de médecine de Londres. On multiplia les expériences, et en peu de temps plus de *dix mille personnes*, je dis plus de *dix mille*, furent vaccinées de bras à bras. On les soumit à des contre-épreuves; c'est-à-dire, qu'on leur inocula la petite-vérole, qu'on les fit coucher avec des malades couverts de petite-vérole; mais aucun des vaccinés ne la gagna. Cette précieuse découverte ne tarda pas d'être connue en France. Feu le duc de la Rochefoucault-Liancourt, proposa à Paris une souscription pour subvenir aux frais d'un établissement dont le but serait d'examiner et d'approfondir les expériences des Anglais. Cette souscription fut aussitôt remplie, et les plus grands médecins de Paris, après avoir fait des milliers d'expériences, confirmèrent la découverte du docteur *Jenner*. Aujourd'hui, mes enfans, on a vacciné plus de cinq millions d'individus en Europe, et aucun d'eux n'est mort de la vaccine.

JEAN RÉTIF.

Pour le coup je vous tiens, monsieur le chirurgien. Vous dites qu'aucun des vaccinés n'a eu la petite-vérole, et qu'aucun n'est mort de la vaccine. Cependant, j'ai vu des personnes qui m'ont bien assuré le contraire.

M. MARTIN.

Je n'ai pas dit que, depuis qu'on vaccine, aucun de ceux qui avaient été vaccinés n'avait eu la petite-vérole, et vous saurez bientôt pourquoi je n'ai pas pu dire cela. Mais je soutiens que personne n'est mort de la vaccine. Maintenant je vais vous expliquer ce qui a donné lieu à une foule d'erreurs qui ont fait reprocher à la vaccine de ne pas préserver de la petite-vérole, et je vous promets que les explications importantes que j'ai à vous donner sur ce point ne s'éloigneront jamais de la plus exacte vérité.

On a vu effectivement des enfans être atteints de la petite-vérole après avoir été vaccinés.

Voici comment cela s'est fait :

Premièrement : On a vacciné des enfans pendant que la petite-vérole régnait. Ces enfans se trouvaient alors déjà infectés de la petite-vérole ; ils avaient ce qu'on appelle le germe de la maladie, contre laquelle la vaccine n'a pu par conséquent les garantir. Je ne saurais vous rendre la chose plus sensible qu'en me servant de la comparaison suivante : si vous laissez la porte de votre maison ouverte, et qu'un assassin s'y introduise, vous aurez beau fermer cette porte, l'assassin sera toujours dans votre maison. Eh bien! la vaccine est, pour ainsi dire, la porte qui ferme *à l'assassin*, à la petite-vérole, l'entrée de notre corps. Or, une fois qu'elle y sera entrée, nous aurons beau fermer la porte, c'est-à-dire vacciner, nous ne pourrons l'en déloger. Néanmoins, on a cru remarquer que, très souvent, lorsque la vaccine se développait en même temps que la petite-vérole, elle ôtait à cette dernière une grande partie de sa malignité. D'autres fois, lorsqu'on vaccine un enfant qui est déjà infecté de la petite-vérole, la vaccine peut se déclarer plusieurs jours avant celle-ci; mais alors elle n'en préserve pas. Vous concevez que tout ce que je viens de vous dire n'est pas à craindre, lorsqu'on vaccine les enfans dans un moment où la petite-vérole ne règne pas.

Secondement: Vous savez tous que lorsqu'on greffe un arbre, la greffe ne prend pas toujours, et qu'on est obligé d'y revenir. Il en est de même de la vaccine, et en voici la raison: notre corps n'a point constamment la même disposition à contracter une maladie. Vous voyez, par exemple, que lorsque la petite-vérole règne dans un endroit, tous les enfans n'en sont pas attaqués à-la-fois. Quelques-uns le sont dès le commencement de l'épidémie, d'autres le sont plus tard; d'autres enfin, ne le sont pas du tout pendant le cours de cette épidémie. Mais lorsqu'une ou plusieurs années après, la petite-vérole se déclare une nouvelle fois, ils en sont attaqués comme les autres. Aussi arrivait-il souvent que, lorsqu'on inoculait, la petite-vérole ne prenait point. Alors, au bout de six semaines, au bout de deux, trois, quatre mois, plus ou moins, on répétait l'opération, et on voyait l'inoculation prendre. J'ai connu moi-même une jeune dame qui n'a eu la petite-vérole qu'après la cinquième inoculation. Vous concevez que la même chose peut avoir lieu avec la vaccine; et dans ce cas il peut arriver, comme vous le pensez bien, que celui qui a été vacciné gagne la petite-vérole; car ce ne sont pas les quatre ou six petites piqûres que l'on fait lorsqu'on vaccine, qui préservent de la maladie à laquelle on veut se soustraire; mais il faut qu'au moins une de ces piqûres prenne, c'est-à-dire qu'elle produise un bouton. Encore faut-il que ce bouton, comme je vous l'expliquerai bientôt, réunisse certaines qualités pour garantir de la petite-vérole. C'est, mes amis, pour avoir mal jugé ces circonstances, qu'on a accusé injustement la vaccine; et c'est pour avoir négligé de vacciner une seconde, une troisième et même une quatrième fois des enfans chez lesquels la vaccine n'avait pas pris d'abord, qu'on les a exposés à avoir plus tard la petite-vérole. J'en ai trouvé un triste exemple dans un livre que j'ai apporté exprès. Ce livre qui a pour titre: *Rapport du Comité cen-*

tral de la vaccine, est composé par des médecins chargés par le gouvernement, de veiller à tout ce qui est relatif à la vaccine, et d'en faire leur rapport. (*) Ecoutez bien!

(*Il lit.*)

« Un particulier d'Ax, fait vacciner ses enfans ; la vaccine prend sur six, et ne se développe point sur le septième : le père détourné par des conseils, refuse de soumettre à une seconde vaccination le dernier, qui bientôt après meurt de la petite-vérole, tandis que ses six autres frères n'en sont pas atteints. »

GEORGES BONNEFOI.

C'est bien malheureux! je conçois maintenant pourquoi ou a cru que la vaccine ne préservait pas de la petite-vérole.

(*) Cette commission est entrée depuis 1821 dans les attributions de l'Académie royale de médecine.

M. MARTIN.

Nous ne sommes pas encore au bout; je ne vous en ai indiqué que deux raisons. Voici *la troisième*:

Ne vous est-il pas quelquefois arrivé de voir dégénérer des graines, c'est-à-dire, de voir une graine produire une plante qui n'est pas tout-à-fait celle que vous vouliez avoir?

MATHURIN VAILLANT.

Cela arrive bien souvent, monsieur Martin: l'année dernière, par exemple, j'avais semé des choux; je les avais repiqués, je les avais bien arrosés; en un mot, j'avais fait tout ce qu'il fallait faire: eh bien! j'en ai eu plus de la moitié qui, au lieu de pommer, ont monté.

M. MARTIN.

Quelque chose de semblable a quelquefois lieu dans l'inoculation de la vaccine quand la matière que l'on emploie est trop ancienne, ou lorsqu'il se rencontre une disposition particulière du corps de celui que l'on a vacciné. Alors il survient bien des boutons après les piqûres ; mais *ils n'ont point la même forme que les autres, ne produisent point les mêmes symptômes, et ne préservent pas de la petite-vérole.*

On appelle ces boutons *la fausse vaccine.*

Or, vous vous imaginez bien que dans le commencement, oùtous les chirurgiens ne savaient pas encore distinguer convenablement *la fausse vaccine de la vraie vaccine,* on a dû prendre quelquefois l'une pour l'autre; cela peut même encore arriver tous les jours, lorsque les chirurgiens ne revoient plus les enfans qu'ils ont vaccinés, afin de savoir si les boutons se développent régulièrement et s'ils ont la forme convenable, ou lorsque les parens ignorent la différence qu'il y a entre les boutons qui préservent de la petite-vérole et entre ceux qui n'en préservent pas. Au reste, la fausse vaccine est assez rare.

LISE BONNEFOI.

Vous devriez bien nous dire, monsieur le chirurgien, comment on peut distinguer les vrais boutons des faux boutons.

M. MARTIN.

Je le veux bien ; mais ce sera dans un autre moment, parce que je n'ai pas encore entièrement répondu à l'objection de Jean Rétif, et qu'il faut procéder avec ordre, si nous voulons finir par nous entendre.

Je vais donc vous donner la *quatrième* raison qui a fait accuser faussement la vaccine de ne pas garantir de la petite-vérole. Vous n'ignorez pas que les enfans sont sujets à une maladie qui n'est pas dangereuse, qui ne dure que peu de jours, et qu'on appelle *la petite-vérole volante*. Je vais vous en décrire, en peu de mots, la marche et les principaux signes. Dans la petite-vérole volante, les enfans ou n'ont pas du tout de fièvre, ou en ont très peu, et les boutons paraissent déjà le second jour de la fièvre, sous la forme de petits points rouges. Ils paraissent d'abord sur le dos, et ensuite sur les autres parties. Ils entrent presque aussitôt en suppuration, et sèchent déjà vers le quatrième ou cinquième jour de la maladie. Ces boutons sont bientôt durs et pointus; puis durs, ronds et bordés d'un cercle rouge assez large; bientôt, enfin, ils sont larges, mous et remplis d'une liqueur claire, blanchâtre, à-peu-près comme dans les cloches qui surviennent aux brûlures. J'ai même vu de ces boutons laisser de légères marques. Je n'ai pas besoin de vous dire combien il est facile à quelqu'un qui n'est pas médecin de confondre ces pustules avec celles de la petite-vérole, auxquelles elles ressemblent beaucoup; et c'est précisément par cette raison que bien des personnes s'imaginent avoir eu deux fois la petite-vérole, parce que leurs nourrices ont confondu la petite-vérole volante avec la véritable petite-vérole. Actuellement, appliquez ce que je viens de dire au reproche que Jean Rétif vient de faire à la vaccine.

CATHERINE VAILLANT.

Mordienne ! il ne faut pas être sorcier pour ça. Je présume que la vaccine ne préserve pas de la petite-vérole volante, et que des enfans qui avaient été vaccinés ont eu la petite-vérole volante, que l'on aura confondue avec la véritable petite-vérole.

LE CURÉ.

C'est cela même, Catherine, et j'en connais un exemple que je tiens d'un médecin de mes amis. Il avait vacciné, il y a deux ans, un enfant dont les parens demeurent près Paris. Au bout de quelques mois, on vient lui dire que l'enfant a la petite-vérole. Au premier coup-d'œil, il est lui-même frappé de la ressemblance ; mais il reconnaît de suite que ce n'est que la petite-vérole volante. Et en effet, au bout de six jours, il n'y paraissait presque plus. Eh bien ! vous ne le croiriez pas, il y avait là une femme ennemie jurée de la vaccine, et qui avait été courir de maison en maison, en disant : *Vous voyez bien que j'avais raison, lorsque je soutenais que la vaccine n'était bonne à rien. L'enfant de monsieur un tel a été vacciné; cependant cela ne l'a pas empêché d'avoir la petite-vérole!* Le médecin, et même les parens, eurent beau démontrer à cette femme que ce n'était point la petite-vérole; elle n'en continua pas moins à crier dans tout le village : *J'avais raison; la vaccine ne préserve pas de la petite-vérole!*

MATHURIN VAILLANT.

Si j'avais connu cette femme, je lui aurais dit de fières sottises!

GEORGES BONNEFOI.

Et moi aussi!

LE CURÉ.

Mes amis, ce n'est pas par des injures qu'on doit attaquer l'amour-propre; car cette femme n'était entêtée que parce qu'elle ne voulait pas passer pour s'être trompée : en pareil cas, on ramène les gens par la douceur et par la force des raisonnemens; et, quand il n'en persistent pas moins dans leur coupable obstination, on doit plutôt les plaindre que les mépriser.

MATHURIN VAILLANT.

Vous avez bien raison, monsieur le Curé, d'appeler cela une coupable obstination; car c'est moins à elle-même qu'aux autres que cette femme faisait tort, puisqu'elle cherchait à les détourner de leurs devoirs, en les empêchant d'user d'un moyen que Dieu a permis qu'on découvrît pour détruire cette vilaine petite-vérole.

LE CURÉ.

Voilà des sentimens, Mathurin, qui font honneur à votre cœur et à votre jugement. Mais nous avons interrompu monsieur le chirurgien. Je crois qu'il avait encore quelque chose à nous dire.

GEORGES BONNEFOI.

Avant tout, monsieur le chirurgien, permettez que je vous fasse une question. Il me semble que si la vaccine préserve de la petite-vérole, la petite-vérole devrait aussi préserver de la vaccine.

M. MARTIN.

Votre observation est juste, et c'est effectivement ce qui arrive; car, si on vaccine une personne qui a eu la petite-vérole, *ou la vaccine ne prend pas, ou elle occasionne de faux boutons, dont je parlerai par la suite.* Vous êtes tous à même de vérifier ce fait, en vous faisant vacciner.

Mais je n'ai pas encore terminé les explications que j'ai à vous donner, et j'arrive à la *cinquième.*

Il existe une maladie appelée *varioloïde*, ce qui veut dire maladie qui ressemble à la variole ou petite-vérole. Cette maladie, quoi qu'on dise, n'est pas nouvelle; mais elle paraît, ainsi que plusieurs autres maladies, avoir été mieux observée depuis quelques années, tandis qu'autrefois on la prenait souvent pour la véritable petite-vérole, dont elle diffère cependant essentiellement, ainsi que vous pouvez vous en convaincre en examinant un tableau comparatif très bien fait, que j'ai sur moi, et qui est extrait d'un petit ouvrage publié récemment par le docteur *Boissat* (*Notice sur la vaccine et la variole ou petite-vérole; Périgueux*, 1834). Je mets ce tableau sous vos yeux; et, quoique vous n'en comprendrez peut-être pas tous les termes, il vous mettra du moins en état de vous convaincre qu'il existe réellement entre les deux maladies des différences frappantes.

VARIOLE.	VARIOLOÏDE.
Symptômes précurseurs. — Ce sont ceux de toutes les fièvres éruptives; envies de vomir, vomissemens, diarrhée, délire, mouvemens convulsifs, fièvre vive, etc.	— Souvent ils sont plus intenses dans celle-ci.
Eruption. — Elle a lieu	— Au plus tard

VARIOLE.	VARIOLOÏDE.
au plutôt du troisième au quatrième jour de l'invasion.	coud ; souvent dans les premières vingt-quatre heures.
Sa marche. — Il apparaît de petites taches rouges comme des piqûres de puce, d'abord aux lèvres, puis au menton, à la face, et successivement au cou, à la poitrine, au tronc, aux membres.	— Elles se montrent simultanément sur tout le corps, et ordinairement plutôt sur les membres qu'ailleurs, quelquefois par plaques rouges assez étendues.
Développement. — Du premier au deuxième jour elles présentent à leur centre une légère élévation, dure, résistant sous le doigt et comme enfoncée dans l'épaisseur de la peau.	— Le deuxième au plus tard, les boutons nés au centre des rougeurs, sont élevés, cèdent à la pression, et l'on y aperçoit déjà un peu de lymphe transparente (vésicules).
Les boutons croissent régulièrement et successivement. La peau se tuméfie considérablement autour et dans leurs intervalles (surtout à la face); elle est tendue, douloureuse : c'est une sorte d'inflammation œdémato-phlegmoneuse.	— Ils se développent rapidement ; les uns sont à leur maturité que d'autres commencent à poindre. Quelques-uns se montrent encore quand la maladie est déjà terminée. Il n'y a jamais cette bouffissure, ce travail inflammatoire, même quand elle est confluente.
Période de suppuration. — Au huitième jour, l'accroissement des bou-	— Au cinquième jour la vésicule a atteint son plus grand développement

VARIOLE.	VARIOLOÏDE.
tons est complet; ils blanchissent; un bourrelet purulent les entoure (pustules); leur centre est comme enfoncé, déprimé (ombiliqué) et dans l'espèce dite confluente, la face n'est qu'une énorme vessie gonflée de pus.	et elle ne contient qu'une sérosité épaissie. — Son siège étant plus superficiel elle présente rarement au centre une dépression marquée; elle est au contraire ordinairement semi-sphérique. Cette période de suppuration manquant ici complètement, la durée de la maladie est beaucoup plus courte.
Fièvre de suppuration. — La fièvre, qui cesse ordinairement après l'éruption, reparaît alors avec intensité et s'accompagne souvent de phegmasies viscérales très graves et même mortelles.	— Elle s'est prolongée après et malgré l'éruption, et ne cesse quelquefois entièrement qu'après la dessiccation complète.
Dessiccation. — Du douzième au quinzième jour, les pustules se déchirent, le pus qui en découle se dessèche, forme une croûte épaisse, une sorte de marque, et le malade répand une odeur repoussante, nauséabonde, *specifique.*	— La lymphe jaune, mêlée d'un peu de pus qui s'écoule des vésicules qui se déchirent bien plus hâtivement, produit des croûtes moins épaisses qui ont une odeur fade peu marquée.
Chute des croûtes, ci-	— Elles tombent du

VARIOLE.	VARIOLOÏDE.
catrices. — Ce n'est que du dix-huitième au vingtième jour, dans les cas où elle est bénigne, que les croûtes se détachent, et l'on trouve au-dessous la peau cicatrisée, déchirée, couturée : les stigmates sont indélébiles.	dixième au douzième jour et ne laissent point après elles de cicatrices prononcées, à moins que les vésicules n'aient été irritées, déchirées ; car alors elles suppurent ; il s'est formé des pustules *secondaires.* Parfois les boutons se dessèchent en relief, et la peau paraît tuberculeuse.
Convalescence. — Très lente et souvent très difficile ; il reste pendant long-temps un peu de bouffissure à la face, et la rougeur de la peau persiste pendant plusieurs mois.	— Ordinairement prompte et facile, le visage ne retient point de bouffissure et la rougeur disparaît vite.
Dangers. — Elle est très souvent mortelle, puisqu'elle enlève le quart de ceux qu'elle attaque.	— Les résultats fâcheux sont au contraire très rares.
Anatomie. — La pustule variolique, vrai phlegmon de la peau, est creusée dans l'épaisseur du derme ; elle offre plusieurs cavités remplies de pus, et ne se vide point par une seule piqûre.	— La vésicule affecte peu le derme ; elle est uniquement sous-épidermique, n'a qu'une seule cavité et se vide par une seule piqûre de la matière melliforme qu'elle contient.
Récidive. — L'on ne	— Les exemples de ré

VARIOLE.	VARIOLOÏDE.
croit plus aujourd'hui qu'elle ne puisse affecter qu'une seule fois le même individu, les observations contraires étant fréquentes et incontestables.	cidives, même pendant le cours d'une épidémie ne sont point du tout rares.
Reproduction. — L'inoculation la reproduit constamment avec tous les caractères qui lui sont propres.	— Elle réussit ici très rarement et la varioloïde ne se change point en variole par les transmissions successives.
Préservation. — Dans la très grande majorité des cas, la vaccine en est le préservatif assuré.	— Ni la vaccine, ni la variole, ni la varioloïde elle-même, ne préservent de la varioloïde.

Vous voyez donc bien, mes amis, que, quoique très différentes l'une de l'autre, la *varioloïde* a pu être souvent confondue avec la véritable *petite-vérole*, et qu'alors la vaccine a pu être injustement accusée de ne pas garantir de cette dernière. Vous remarquerez ensuite que si la vaccine ne garantit pas de la varioloïde, la petite-vérole n'en préserve pas davantage. Mais il paraît certain que, chez les personne vaccinées, la varioloïde a été jusqu'à pré-s sent bien moins violente que chez celles qui avaient eu la petite-vérole. Cette vérité est fondée sur un grand nombre d'observations faites, non-seulement en Europe, mais encore dans d'autres parties du monde, et surtout en Amérique.

J'arrive à la *sixième* et dernière raison. Il faut convenir qu'il s'est présenté quelques cas où des personnes vaccinées et chez lesquelles la vaccine avait suivi son cours régulier, ont été atteintes de la petite-vérole; mais ces cas, *excessivement* rares, doivent être considérés comme des exceptions. Or, vous savez qu'il n'y a pas de règle sans exception. Mais est-ce une raison pour nous priver du bienfait de la vaccine? Qui de nous contestera qu'en général on n'a qu'une fois la petite-vérole? Cependant nous voyons, de loin à loin, des personnes l'avoir deux fois. Or, ce sont des individus constitués de manière à pouvoir prendre deux fois la petite-vérole qui peuvent aussi la gagner après avoir éprouvé une vaccine régulière. Mais, je le répète, est-ce une raison de nous refuser au bienfait de la vaccine? Quoi! parce qu'un individu sur mille, peut-être, sera sujet à avoir deux fois la petite-vérole, est-ce un motif pour ne pas garantir les neuf cent quatre-vingt-dix-neuf autres d'une maladie si terrible et si dangereuse? Que deviendriez-vous, si vous appliquiez une semblable conduite à d'autres actions de votre vie? Ainsi, par exemple, parce qu'il peut être arrivé que quelqu'un se soit cassé la jambe en sautant à bas de son lit, renonceriez-vous à vous coucher? Parce qu'il a pu arriver que quelqu'un s'étranglât en avalant de travers un noyau de cerise, renonceriez-vous à manger de ce fruit? « Votre comparaison cloche, » me direz-vous peut-être. — Non, vous répondrai-je, parce qu'elle tend à établir que des accidens possibles, mais excessivement rares, ne doivent pas nous faire renoncer aux choses les plus utiles de la vie.

MATHURIN VAILLANT.

Qu'as-tu à dire à cela, Rétif?

RÉTIF.

Je me suis pourtant laissé dire que, depuis le temps qu'on vaccinait, la matière avec laquelle on vaccine avait perdu de sa force.

M. MARTIN.

Cette erreur de votre part est d'autant plus pardonnable, que des gens plus instruits que vous ont cherché à la propager. Aussi l'Académie de médecine, sur le rapport qui lui a été fait par la commission de vaccine, qui est en correspondance avec tous les préfets et avec les médecins vaccinateurs de la France, s'est-elle spécialement occupée de la question de savoir si la matière avec laquelle on vaccine, ou ce qu'on appelle aussi le *virus vaccin*, avait perdu de sa propriété de préserver de la petite-vérole. Or, il est résulté de ses longues et nombreuses recherches que ce reproche est mal fondé. Vous pourrez vous en convaincre lorsque je vous aurai donné connaissance de la réclamation qu'elle a faite à ce sujet, et qui a été insérée dans le *Moniteur* du 29 août 1835. Écoutez :

RÉCLAMATION.

« *Le* Moniteur *du* 18 *juillet dernier a publié un article dans lequel il annonce que l'Académie royale de médecine a fait décerner une médaille en or à M. Fiard, médecin à Paris, pour ses recherches sur la vaccine. Il paraîtrait résulter de cet article que la faculté reproductrice du fluide vaccin s'affaiblirait par ses transmissions successives; que l'effet anti-variolique devrait suivre la même décroissance, et que, par conséquent, il serait nécessaire de le renouveler en le reportant de l'homme sur la vache, et de cette dernière sur l'homme. On serait enfin porté à croire que l'Académie aurait approuvé cette série de propositions, en accordant à M. Fiard la récompense honorable qui lui a été donnée.*

« *Ce sont toutes ces suppositions qu'il s'agit de détruire; et l'Académie déclare qu'en décernant une médaille à M. Fiard, elle a voulu couronner les efforts et encourager le zèle de ce praticien; que, dans le rapport qui a été présenté au ministre, il n'a point été fait mention de cette opinion comme d'une vérité que l'Académie reconnût; qu'elle la repousse, non-seulement comme dangereuse, mais encore comme contraire en tous points à celle qui est appuyée sur son expérience propre et sur celle de ses nombreux collaborateurs des départemens; qu'en conséquence, elle persiste dans celle qu'elle a consignée dans son rapport publié en 1834, et qui est conçue en ces termes :*

« TOUS LES VACCINATEURS RECONNAISSENT QUE LE VIRUS VACCIN N'A ÉPROUVÉ AUCUNE ALTÉRATION PAR SUITE DE SES TRANSMISSIONS SUCCESSIVES. »

Enfin l'Académie déclare que, loin d'avoir reconnu la moindre altération dans la forme des boutons-vaccin, la plus légère irrégularité dans la marche de la vaccine, la plus faible diminution dans son effet anti-variolique, tous les faits qu'elle observe et tous ceux qu'elle recueille lui prouvent chaque jour que la vaccine n'a point varié, dans sa marche ni dans ses effets, depuis le mois de mai 1800, époque à laquelle M. le duc de La Rochefoucauld-Liancourt l'a introduite en France, et confiée au zèle et aux lumières du comité central, jusqu'à ce jour où l'Académie royale de médecine l'a propagée, avec le soin et le dévoûment dont cette compagnie savante donne journellement tant de preuves au gouvernement.

Je suis fâché, mes amis, de ne pouvoir mettre également sous vos yeux les rapports qui ont été faits chaque année, par l'Académie royale de médecine, sur les vaccinations pratiquées en France, et notamment le dernier rapport qui vient d'être publié en 1835. Le plus incrédule parmi vous acquerrait la conviction combien le préservatif dont il s'agit est certain, et combien il est précieux pour l'humanité.

MATHURIN VAILLANT.

Quant à moi, j'en suis bien convaincu.

M. MARTIN.

Avant d'arriver à une autre partie de l'objection de Jean Rétif, je vais récapituler en peu de mots les circonstances qui ont fait dire que la vaccine ne garantissait pas de la petite-vérole. Les voici :

1° On vaccine une personne qui a déjà en elle le germe de la petite-vérole, et chez laquelle la petite-vérole se développe peu de temps après que cette personne a été vaccinée ;

2° On vaccine une personne, la vaccine ne prend pas. On néglige de vacciner une seconde ou une troisième fois, et cette personne gagne la petite-vérole ;

3° Une personne vaccinée, au lieu d'avoir la vraie vaccine, n'a que la fausse vaccine, qui ne préserve pas de la variole ou petite-vérole ;

4° Une personne vaccinée est atteinte

de la petite-vérole volante, que l'on confond avec la véritable petite-vérole;

5° Une personne vaccinée est atteinte de la varioloïde, que l'on confond avec la véritable petite-vérole;

6° Comme dans des cas très rares (tout au plus un sur mille), une personne peut être disposée de manière à avoir deux fois la petite-vérole, il peut arriver qu'en pareil cas une vaccine régulière ne garantisse pas de cette maladie; mais c'est une exception si rare, qu'elle ne prouve rien contre la vertu préservatrice de la vaccine;

7° Enfin, on a soutenu que le fluide vaccin, à force d'être transmis, s'était altéré, et qu'il ne préservait plus aussi bien qu'autrefois de la petite-vérole : c'est une erreur dont de nombreuses expériences ont fait justice.

Maintenant j'arrive à une autre partie de l'objection de Jean Rétif. j'ai dit, *qu'aucune des personnes vaccinées n'était morte de la vaccine, et Jean Rétif m'a soutenu le contraire.* Vous concevez tous, que sur tant de milliers d'individus, qu'on a vaccinés depuis dix ans, il en est plusieurs qui n'existent plus ; mais cela tient à l'ordre immuable des choses. Ni M. le Curé ni moi, ne prétendons que la vaccine rend les hommes immortels ; nous ne soutenons même pas qu'elle les préserve des autres maladies auxquelles ils sont sujets, c'est déjà bien assez qu'elle les garantisse de la petite-vérole ; mais ce qu'il y a de certain, c'est que pas un seul de ceux qui ont été vaccinés, n'est mort des suites de cette opération.

LISE BONNEFOI.

Ah mon Dieu ! c'est donc une opération, que de vacciner ?

M. MARTIN.

Il paraît que ce mot *opération* vous effraie ; mais il s'applique généralement aux choses les plus ordinaires. Par exemple, quand vous donnez à manger à vos bestiaux, quand vous faites votre lit, ce sont des opérations. Je ne tarderai pas à vous expliquer que l'opération de la vaccine, ne fait pas plus de mal que la piqûre d'une puce.

LISE BONNEFOI.

C'est différent ; j'avais déjà peur.

M. MARTIN.

Puisque la vaccine ne peut préserver d'autre maladie que de la petite-vérole, il n'est pas impossible qu'une personne tombe malade le lendemain du jour où elle aura été vaccinée, et qu'elle meure de la maladie dont elle a été atteinte. Cet évènement, qui n'est qu'un pur hasard, serait également arrivé quand même la personne n'aurait pas été vaccinée. Ne peut-il pas se faire que vous vacciniez un enfant, et que deux, trois, quatre, cinq jours après, plus ou moins, il lui survienne une fièvre putride ou toute autre maladie dangereuse? Pourquoi, alors, attribuer la maladie et la mort à la vaccine, lorsque aucune autre raison qu'une injuste prévention contre un moyen précieux, ne nous porte à tirer une conséquence aussi défavorable? Les ennemis de la vaccine réalisent ici le proverbe que vous connaissez tous : *Quand on veut tuer son chien, on le dit enragé.* Ils disent : *nous ne voulons pas de la vaccine, il faut donc soutenir qu'elle tue les enfans.* Mes amis ! lorsque je vous aurai expliqué ce qui se passe chez un enfant vacciné, vous concevrez facilement qu'il est impossible qu'il puisse mourir de la vaccine.

JEAN RÉTIF.

Je ne prétends pas précisément qu'un enfant puisse mourir de la vaccine, pendant qu'il a les boutons; mais je crois avoir entendu dire, qu'il pouvait mourir des maladies qu'elle occasionne par la suite.

M. MARTIN.

Je suis charmé d'avoir les moyens de détruire encore cette objection. Cependant, je vois qu'il est nécessaire, avant d'aller plus loin, de vous décrire comment on vaccine, et ce qu'on observe chez un enfant vacciné; car j'entrevois que vous n'avez pas une idée bien exacte de cette opération. Mais, j'ai dans le voisinage un malade qui réclame ma présence, de sorte que je suis obligé de remettre à demain ce que je voulais vous dire. Bonsoir, monsieur le Curé! bonsoir, mes amis!

(*Tous saluent le Curé ainsi que le Chirurgien et se séparent.*)

TROISIÈME CONFÉRENCE.

LES MÊMES.

M. MARTIN.

Je vous avais promis, mes amis, de vous dire comment on vaccine, et ce qui se passe chez un enfant vacciné; je vais m'acquitter de ma promesse.

Avant que la matière de la vaccine ne fût aussi commune qu'elle l'est aujourd'hui, on l'obtenait directement des vaches. Actuellement on la tire des enfans vaccinés, et on la conserve dans des tubes ou entre deux petits carrés de verre, qu'on a soigneusement fermés avec de la cire; ou bien, on l'applique de suite du bras d'un enfant à celui d'un autre. Voici comment: on ouvre avec une petite lancette le bouton de vaccine qui contient la matière, et on en prend un peu sur la pointe de l'instrument. Alors, on introduit légèrement cette pointe sur un endroit quelconque de la peau du bras de l'enfant qui doit être vacciné, et on produit ainsi une piqûre comme celle d'une puce. S'il sort une petite goutte de sang, on ne l'essuie pas, mais on la laisse sécher; on fait deux à trois piqûres pareilles sur chaque bras, chacune à un pouce de distance au plus l'une de l'autre, et on abandonne le reste à la nature.

LISE BONNEFOI.

Mais ces pauvres enfans doivent crier quand on les pique comme ça?

M. MARTIN.

Ceux qui commencent à raisonner, pleurent un peu, parce qu'ils ont peur, mais ils ne crient pas. Quant à ceux qui sont à la mamelle, ils continuent de téter pendant qu'on leur fait l'opération, parce que n'ayant pas de connaissance, ils n'ont pas peur. D'ailleurs, il ne faut pas juger la douleur d'un enfant par ses cris. Il en est qu'une puce fait crier, et, je vous le répète, la piqûre que l'on fait en vaccinant, est moins douloureuse que celle d'une puce.

MATHURIN VAILLANT.

Au surplus, quand même elle serait aussi douloureuse et davantage encore, il me semble qu'on peut bien supporter une petite égratignure (car, d'après ce que vous dites, c'est encore moins que cela); plutôt que de risquer de perdre la vue, la santé ou même la vie. Nous faisons bien arracher une dent à nos enfans quand ils y ont mal, nous pouvons donc bien les faire piquer pour les préserver de la petite-vérole.

M. MARTIN.

C'est juste. Voici ce qu'on observe quand la vaccine se développe.

Le premier jour, à chaque piqûre un

petit point rouge, grand comme la tête d'une épingle, ou, pour mieux dire, comme la piqûre d'une puce.

Le deuxième et le troisième jour, à-peu-près la même chose.

Le quatrième jour, les piqûres deviennent un peu plus rouges, et quand on passe le doigt dessus, on sent une petite dureté dont la couleur est plus pâle que celle du reste de la piqûre.

Le cinquième jour, la rougeur de la piqûre devient encore plus vive, et l'endroit que la pointe de la lancette a touché, c'est-à-dire la cicatrice, a l'air de se coller contre la peau, de manière que les bords forment une espèce de bourrelet autour de la cicatrice. Je ne saurais vous rendre la forme des boutons plus sensible, qu'en les comparant à un nombril. A cette époque, les enfans éprouvent des démangeaisons aux endroits piqués.

Le sixième jour, le bourrelet s'élève davantage autour de la cicatrice, et celle-ci paraît beaucoup plus enfoncée : elle a l'air d'être au fond d'un petit godet; un cercle rouge entoure en même temps chaque bouton, et quelquefois les enfans ressentent une légère douleur sous les aisselles.

Le septième, le huitième et le neuvième jour, le bouton augmente, le bourrelet qu'il forme s'aplatit et s'élargit, le cercle rouge est plus vif, s'étend davantage sur les parties voisines, et finit par devenir d'un rouge foncé; alors chaque bouton est plein d'une humeur aussi claire que de l'eau. C'est du neuvième au dixième jour que quelques vaccinés ressentent un peu de fièvre; mais elle est tellement légère, qu'il faut être exercé pour l'apercevoir, surtout lorsque l'enfant est très jeune. Les malades, d'ailleurs, ne sont jamais obligés de garder le lit, ni d'observer un régime.

Le onzième jour, le milieu du bouton, c'est-à-dire l'endroit renfoncé, commence à former une croûte, et l'humeur qui était dans le bourrelet devient plus épaisse et n'est plus transparente.

Le douzième et le treizième jour, le cercle rouge qui était autour de chaque bouton s'efface, et la petite croûte qui était au milieu s'agrandit.

Le quatorzième jour, elle s'agrandit ou s'étend encore davantage, et brunit.

Enfin, *le vingtième jour,* tout le bouton ne forme plus qu'une croûte dure, polie, luisante, et couleur de marron.

Cette croûte se dessèche et tombe *le trentième jour.*

CATHERINE VAILLANT.

Comment! les enfans n'ont pas plus de mal que ça, et ils sont garantis de la petite-vérole?

M. MARTIN.

Oui, ils sont garantis de la petite-vérole.

CATHERINE VAILLANT

Sans fièvre, et sans être obligés de garder le lit?

M. MARTIN.

Sans être malades et sans être obligés de garder le lit; à moins que vous n'appeliez maladie, une petite fièvre de peu d'heures; et qui ne se manifeste pas à beaucoup près chez tous, surtout lorsqu'on prend la précaution de ne pas faire les piqûres trop près les unes des autres. Dans quelques cas extrêmement rares, il paraît sur le corps des enfans quelques petits boutons de la grandeur de la tête d'une épingle; mais ils disparaissent au bout de vingt-quatre heures, et ne laissent que quelques petits taches rouges qui s'effacent d'elles-mêmes au bout de cinq à six jours.

GEORGES. BONNEFOI.

Mais quand on veut vacciner un enfant, il faut sans doute préparer son corps auparavant?

M. MARTIN.

Cela est parfaitement inutile. Les enfans n'ont besoin ni d'être préparés à l'opération, ni d'être drogués pendant que la vaccine se développe, pas même d'être pansés.

LISE BONNEFOI.

Pas même d'être pansés?

M. MARTIN.

Rien de tout cela; il faut seulement avoir soin de ne pas leur mettre des chemises trop rudes, de les empêcher de se gratter, de tenir leurs bras un peu chaudement, et de les garantir de l'humidité et du froid.

MATHURIN VAILLANT.

C'est bien peu de chose! Dis donc, Rétif, comment veux-tu qu'un enfant meure de cela?

JEAN RÉTIF.

Eh mais! je te l'ai déjà dit: *c'est qu'il survient des maladies après la vaccine.*

M. MARTIN.

Quelles sont ces maladies, veuillez me les nommer? Est-ce du croup, de la coqueluche, de la fièvre cérébrale, de l'hydropisie du cerveau et d'autres maladies faussement attribuées à la vaccine dont vous voulez parler? mais ces maladies existaient depuis des siècles et ne sont pas plus fréquentes aujourd'hui qu'elles ne l'étaient autrefois; seulement elles sont mieux connues maintenant des médecins et moins confondues entre elles ou avec d'autres maladies qu'elles ne l'étaient jadis.

JEAN RÉTIF.

Dame! je ne suis pas médecin; mais ce qu'il y a de certain, c'est que je ne conçois pas comment un simple bouton peut préserver de la petite-vérole, et chasser toutes les humeurs du corps.

GEORGES BONNEFOI.

Mais il y a plus d'un bouton, il y en a autant que de piqûres.

M. MARTIN.

Il n'est pas nécessaire que toutes les piqûres prennent, et un seul bouton bien développé suffit. On fait plusieurs piqûres, afin d'être plus sûr qu'il y en ait au moins une ou deux qui prennent.

JEAN RÉTIF.

J'avais donc raison?

M. MARTIN.

Pas tout-à-fait. Vous ne concevez pas comment un simple bouton peut garantir de la petite-vérole; je ne le conçois pas plus que vous, mais il n'en est pas moins vrai que cela est. Concevez-vous comment un petit gland produit un énorme chêne, et comment celui-ci produit à son tour des milliers de glands, dont chacun peut encore devenir chêne?

JEAN RÉTIF.

Non monsieur, je ne conçois pas cela.

M. MARTIN.

Si, aveugles humains que nous sommes, nous ne voulions admettre que ce que nous pouvons expliquer, nous serions obligés de nous priver des choses les plus utiles et les plus nécessaires à notre existence. Mais je reviens à votre objection, Jean Rétif; croyez-vous que la petite-vérole chasse les humeurs du corps?

JEAN RÉTIF.

Tout le monde le dit.

M. MARTIN.

Si tout le monde le dit, tout le monde a tort; mais désabusez-vous, Jean Rétif, tout le monde ne dit pas cela: il n'y a que les personnes manquant d'instruction en médecine, qui croient à une absurdité que vous n'entendrez jamais soutenir par un bon médecin. Je vous ai dit avant-hier (vous devez vous le rappeler) que la petite-vérole n'a pas toujours existé en Europe : Hé bien ! que faisaient nos ancêtres de leurs humeurs, puisqu'ils ne connaissaient pas la petite-vérole? cependant, ils se portaient aussi bien et mieux que nous. Dites-moi, je vous le demande encore, que faisaient-ils de leurs humeurs ?

JEAN RÉTIF.

Ma foi, monsieur le Chirurgien, je ne sais trop que vous répondre ! je n'avais pas songé à cela, et je commence à croire que vous pourriez bien avoir raison.

M. MARTIN.

Comme vous ne faites que commencer à croire que je pourrais bien avoir raison, il ne faut pas que je laisse mon ouvrage imparfait ; il faut que vous me donniez tout-à-fait raison, mais absolument raison. Avez-vous vu plusieurs malades affectés de la petite-vérole ?

JEAN RÉTIF.

Oui, monsieur Martin.

M. MARTIN.

N'en avez-vous pas vu beaucoup qui avaient le corps couvert de boutons?

JEAN RÉTIF.

Oui, monsieur.

M. MARTIN.

N'en avez-vous pas vu aussi qui en avaient tout au plus quinze ou vingt?

JEAN RÉTIF.

Oui, monsieur; j'en ai même vu un, c'était mon filleul, qui n'en avait que neuf, et qui n'a presque pas été malade.

M. MARTIN.

Eh bien! ceux qui étaient couverts de boutons de petite-vérole se sont-ils depuis mieux portés que ceux qui n'en avaient que quelques-uns?

JEAN RÉTIF.

Au contraire; car parmi les premiers il y en a qui sont devenus sourds ou aveugles, un autre est resté asthmatique et est mort poitrinaire; tandis que ceux qui avaient peu de boutons sont encore aujourd'hui bien portans.

M. MARTIN.

Vous voyez donc bien que si la petite-vérole purgeait réellement le corps des mauvaises humeurs en les faisant sortir, ceux qui auraient eu beaucoup de boutons devraient mieux se porter que ceux qui n'en ont eu que peu. Mes amis, chaque effet a sa cause, mais rien n'est dangereux, comme de prendre pour une cause ce qui n'est qu'un effet. C'est une faute que l'on commet fréquemment, et souvent cette faute s'oppose aux entreprises les plus utiles. Ici, par exemple, les humeurs que vous croyez apercevoir dans les boutons de petite-vérole, ne sont pas la cause de leur quantité, elles n'en sont que l'effet. Dites-moi, quand vous vous brûlez la main il survient une cloche qui se remplit d'humeurs, n'est-ce pas?

TOUS.

Oui, monsieur le Chirurgien.

M. MARTIN.

Mais, si au lieu de vous brûler en un seul endroit, vous vous échaudiez tout le corps avec de l'eau bouillante, qu'arriverait-il ?

MATHURIN VAILLANT.

Ma foi, nous serions beaux garçons! nous aurions tout le corps couvert de cloches.

M. MARTIN.

Si alors quelqu'un vous disait: *monami, vous avez le corps couvert de cloches, parce que vous avez beaucoup d'humeurs.*

JEAN RÉTIF.

Pour le coup, si quelqu'un me disait cela, je lui répondrais : *mon ami, vous n'avez pas le sens commun. Ce n'est pas parce que j'ai beaucoup d'humeurs que j'ai beaucoup de cloches ; mais bien parce que j'ai eu le malheur de m'échauder tout le corps avec de l'eau bouillante.*

M. MARTIN.

Eh bien, Jean Rétif ! il en est à-peu-près de même pour ce qui concerne la petite-vérole, qui se fait sentir en beaucoup ou en peu d'endroits, suivant l'intensité plus ou moins grande de la maladie et la disposition plus ou moins heureuse du sujet. Actuellement, êtes-vous rassuré sur votre doute ?

JEAN RÉTIF.

Oui, monsieur le Chirurgien ; je n'ai plus le plus petit mot à dire.

M. MARTIN.

Vous voyez donc bien, mes bons amis, que vous vous êtes forgé des fantômes qui n'existent que dans votre imagination. Parce que des enfans, après avoir été vaccinés, ont eu de la gourme; parce qu'ils ont eu différentes autres maladies de la peau, plus ou moins dangereuses, des personnes injustement prévenues contre la vaccine, ont voulu faire croire que c'était elle qui était la cause de tout cela; comme si, de tout temps, les enfans n'avaient pas été exposés à ces maladies! je pourrais, au contraire, vous citer plusieurs exemples d'enfans malingres, chétifs, couverts de boutons et de dartres, qui n'ont recouvré la santé que du moment où ils ont été vaccinés, et mon propre fils qui avait le carreau, maladie très fâcheuse et souvent mortelle, n'en a été guéri qu'après avoir eu la vaccine.

GEORGES BONNEFOI.

Vous vaccineriez donc un enfant qui

serait malade, qui ferait ses dents, par exemple ?

M. MARTIN.

Oui et non. Si l'enfant appartenait à des parens exempts de préjugés et qui seraient partisans bien décidés de la vaccine, je le ferais; mais dans le cas contraire et pour le bien de la bonne cause, je m'en abstiendrais : parce que si l'enfant venait à mourir de la maladie qu'il avait à l'époque où je l'aurais vacciné, les parens seraient peut-être encore assez frappés d'aveuglement pour accuser la vaccine de sa mort.

LE CURÉ.

Mes amis, je n'ai plus qu'un petit mot à ajouter à ce que vient de dire M. le Chirurgien. Croyez-vous que les empereurs et les rois aiment leurs enfans ?

MATHURIN VAILLANT.

Je le crois bien ! surtout ce qu'on appelle les héritiers présomptifs. Ça vous est choyé! et dans le fait, ça doit être, car c'est sur eux que reposent les espérances des états.

LE CURÉ.

Eh bien! si c'était un péché de vacciner les enfans, si la vaccine ne préservait pas de la petite-vérole, si elle entraînait quelques suites fâcheuses, et surtout si elle était dangereuse, verriez-vous toutes les têtes couronnées faire vacciner leurs enfans?

JEAN RÉTIF.

Bah! est-ce qu'elles ont fait cela?

LE CURÉ.

Tous les jeunes princes, toutes les jeunes princesses des maisons de France, de Russie, d'Autriche, de Prusse, etc.; en un mot, tous les enfans des potentats et des grands seigneurs de l'Europe ont été vaccinés.

M. MARTIN.

J'ai justement sur moi un journal de médecine qui se publie à Paris. J'y ai trouvé un article dont je vais vous donner lecture ; il achevera de vous convaincre. Voici comme cet article est intitulé :

« *Effets bienfaisans de la vaccine.* »

Ecoutez avec attention. (*Il lit.*)

« Un calcul de dix années (du premier « janvier 1791 au trente-et-un décembre « 1800) établit le terme moyen des dé- « cès dans la ville de Vienne en Autriche, « au nombre de 14,600. Parmi ces 14,600 « individus il se trouve 835 *enfans morts* « *de la petite-vérole*, *sans compter le nombre* « *de ceux que la maladie a rendus infirmes.* « En 1801, *époque à laquelle la vaccine* « *commença à être introduite*, il ne se « trouva parmi 15,181 décès, que 164 en- « fans victimes de la petite-vérole natu- « relle ; en 1802, sur 14,522 seulement « 61 ; en 1803, sur 14,382, 27 ; enfin en

« 1804, sur 14,035, *deux* seulement,
« dont un encore appartenait à des voya-
« geurs qui ne faisaient que passer par la
« ville. »

Vous voyez, mes amis, que d'après ce relevé exact, il mourait à Vienne, avant qu'on ne connût la vaccine :

Sur 100 personnes, à-peu-près 6 de la petite-vérole.

La seconde année, c'est-à-dire la première où l'on commença à vacciner, il n'en mourut :

Sur 300, que 1 et $\frac{2}{9}$ environ, de la petite-vérole.

La troisième année, sur 800, que 1 et $\frac{1}{6}$.

Et la quatrième, sur 10,000, que 1 et $\frac{3}{7}$.

Enfin, ajoutez à ce relevé celui qui a été fait l'année dernière à Londres, et dont M. le Curé vous a donné connaissance lors de notre première conférence, j'espère qu'il achevera de vous convaincre.

GEORGES BONNEFOI.

Mais, monsieur le Curé, puisqu'il est bien certain que la vaccine préserve tant de personnes de la mort, que deviendra donc à la fin tout ce monde? Il y aura plus d'hommes que la terre n'en pourra nourrir.

LE CURÉ.

Mon ami, tout ce monde deviendra ce qu'il devenait avant qu'on ne connût la petite-vérole. S'il ne vous reste plus que cette inquiétude, vous pouvez hardiment faire vacciner vos enfans. Il existe malheureusement un assez grand nombre d'autres causes que la petite-vérole, pour empêcher que ce que vous redoutez n'arrive. D'ailleurs: la terre est assez grande pour faire exister bien des millions d'hommes de plus.

MATHURIN VAILLANT.

Allons, c'est fini, mon parti est pris; et

dès demain, si vous voulez, monsieur le Chirurgien, vous vaccinerez mes enfans.

CATHERINE VAILLANT.

Un petit moment, un petit moment! j'espère que je suis pour quelque chose dans tout cela?

LE CURÉ.

Comment, Catherine, vous resterait-il quelques doutes?

CATHERINE VAILLANT.

Ma foi oui, monsieur le Curé.

M. MARTIN.

Expliquez-vous, et nous tâcherons de les lever.

CATHERINE VAILLANT.

D'abord, M. le Curé nous a bien prouvé que ce n'est pas un péché de se garantir de la petite-vérole ; mais il y a encore quelque chose qui me chagrine.

LE CURÉ.

Voyons.

CATHERINE VAILLANT.

Ce n'est pas, il est vrai, un péché de se garantir de la petite-vérole ; mais n'en serait-ce pas un de donner à ces pauvres innocens une maladie ?

LE CURÉ.

Mais quelle maladie donc ?... Vous savez bien que M. le Chirurgien vous a dit que la vaccine ne rendait pas les enfans malades, à moins que vous n'appeliez être malade, avoir une légère indisposition qui dure tout au plus un jour. Catherine, j'éprouve dans ce moment une peine réelle d'être obligé de revenir encore une fois sur ce que j'ai déjà dit. Mais répondez-moi : ne vous êtes-vous jamais sentie manquer d'appétit, n'avez-vous jamais eu la bouche pâteuse et amère, la langue chargée, etc. ?

CATHERINE VAILLANT.

Oui, monsieur, j'ai eu tout cela.

LE CURÉ.

Eh bien, qu'avez-vous fait ?

CATHERIME VAILLANT.

J'ai été trouver M. le Chirurgien; qui m'a dit qu'il régnait beaucoup de fièvres de bile, et que pour m'en garantir il me conseillait de prendre l'émétique.

LE CURÉ.

L'avez-vous pris ?

CATHERINE VAILLANT.

Oui, monsieur le Curé.

LE CURÉ.

Cependant l'émétique rend malade, et

vous n'avez pas cru commettre un péché. Or, la vaccine rend bien moins malade que l'émétique, et garantit d'une maladie bien plus certaine et bien plus dangereuse qu'une fièvre de bile ; pourquoi votre première action serait-elle moins un péché que l'autre?

(Catherine Vaillant ne peut répondre.)

MATHURIN VAILLANT.

Tiens, veux-tu que je te dise, ma femme? tu n'as pas le sens commun, avec tes raisons et tes scrupules.

CATHERINE VAILLANT.

Je veux bien avoir tort quant à ce que je viens de dire; mais j'ai encore d'autres raisons à donner. Par exemple, une chose qui ne veut pas m'entrer dans la tête, c'est qu'on tire ces boutons d'une bête, et qu'on donne au corps humain une matière qui vient du corps d'un animal.

JEAN RÉTIF.

Pour le coup, c'est bien vrai, ça.

M. MARTIN.

Monsieur le Curé, vous seriez-vous imaginé que l'objection de Catherine Vaillaint, est une des principales qu'on élève contre la vaccine? Enfin croiriez-vous bien (ce que je vais vous dire n'est point une mauvaise plaisanterie, c'est l'exacte vérité), croiriez-vous que dernièrement une femme refusa à un médecin de mes amis, de lui laisser vacciner ses enfans, parce que, disait-elle, il pourrait leur donner quelque chose de la nature du veau?

GEORGE BONNEFOI.

Oh que c'est bête! que c'est bête!

JEAN RÉTIF.

Pas si bête.

M. MARTIN.

Alors, Jean Rétif, vous ne devez plus manger ni beurre, ni viande.

JEAN RÉTIF.

Pourquoi donc cela, monsieur Martin ?

M. MARTIN.

Parce que ces alimens viennent également des bêtes, et que si les boutons d'une vache peuvent vous donner quelque chose de la nature de l'animal, son lait et sa viande dont vous vous nourrissez tous les jours, doivent à plus forte raison, donner à votre sang quelque chose qui tient de la bête.

GEORGES BONNEFOI.

Te voilà pris, Jean Rétif; tâche donc de manger un peu moins de viande, il te viendra peut-être assez d'esprit pour répondre à ça.

JEAN RÉTIF.

Mais le bon Dieu nous a donné les animaux pour nous en nourrir, et non pour nous communiquer des maladies.

LE CURÉ.

Le bon Dieu nous a donné les animaux et nous en a rendus les maîtres, pour nous en servir à tout ce qui peut nous être utile. Ainsi on fait prendre aux poitrinaires le lait d'ânesse pour les guérir; ainsi, en faisant appliquer des vésicatoires ou mouches cantharides, on fait venir des cloches sur la peau, qui quelquefois nous sauvent la vie; ainsi on se fait tirer du sang par des sangsues, et personne n'a encore craint d'attraper quelque chose de ces animaux. Vous-même, Jean Rétif, vous avez l'année passée noyé une grosse araignée dans du vin blanc que vous avez bu, parce que vous croyiez par ce moyen dégoûtant vous débarrasser des fièvres. On vous avait dit que ce breuvage vous rendrait bien malade d'abord, mais qu'il vous guérirait. Effectivement, cette boisson, que vous avez prise avec répugnance, vous a fait beaucoup vomir sans vous être utile; mais l'objection que vous venez d'élever contre la plus précieuse des découvertes, ne vous est pas venue à l'esprit, au sujet de l'araignée, qui est cependant un animal beaucoup plus étranger à notre nature que ces bonnes vaches dont nous buvons le lait avec tant de plaisir, et dont le sang est beaucoup plus pur que le nôtre, parce qu'elles ne se nourrissent que d'herbes, et qu'elles ne connaissent point les excès et les passions qui brûlent celui de l'homme. Au surplus, mes amis, si ce que vous redoutez était fondé, si la vaccine, parce qu'elle vient des vaches, était contraire à la nature humaine, j'ajouterai même, si elle pouvait produire quelque nouvelle maladie, il y aurait long-temps déjà que cela serait arrivé, puisque depuis près de quarante ans on vaccine dans toutes les parties du monde, et qu'en Angleterre, depuis plusieurs siècles peut-être, la vaccine a communiqué aux hommes les boutons que vous craignez tant.

MATHURIN VAILLANT.

C'est ce qui s'appelle parler; eh bien

Catherine! où en es-tu à présent, avec tous tes scrupules?

CATHERINE VAILLANT.

Dame! il me semble cependant qu'il serait plus prudent d'attendre; car la chose est encore bien nouvelle, et je me méfie un peu de toutes ces nouveautés.

LE CURÉ.

Si tout le monde pensait comme vous, Catherine, que deviendraient les hommes?.. Ecoutez-moi bien. Vous avez de la vigne qui vous rapporte, qui vous fait vivre; vous avez dans votre clos de superbes abricotiers dont tous les ans vous vendez les fruits avec avantage; supposez, pour un instant, que nos ancêtres eussent pensé comme vous: si chacun se fût dit: *Je ne veux pas risquer mon terrain, car je n'aime pas la nouveauté; quand d'autres auront essayé de planter de la vigne et des abricotiers, et que j'aurai vu que cela est d'un bon rapport, je verrai ce que j'aurai à faire;*

dites-moi, si chacun eût pensé ainsi, qu'en serait-il résulté ?

CATHERINE VAILLANT.

Il en serait résulté que nous n'aurions ni raisin, ni vin, ni abricots. Mais, monsieur le Curé, je croyais que tout cela avait existé de tout temps ?

LE CURÉ.

Non; ces dons précieux n'ont point toujours existé en France. Ce fut un Empereur Romain qui y fit planter les premières vignes, et les abricots nous furent également apportés des pays étrangers. Il en est ainsi d'une grande partie de nos légumes, et entre autres des pommes de terre qui nous viennent de l'Amérique, et qu'on ne connaissait pas en France il y a cent cinquante ans. Cependant, Catherine, on n'exige pas de vous que vous essayiez une chose nouvelle, puisqu'on ne peut plus regarder comme telle la vaccine. Je ne saurais trop vous le répéter, des millions de personnes ont été vaccinées depuis environ quarante ans, aucune n'a eu la petite-vérole ni d'autre maladie que l'on puisse attribuer à *la vaccine*, et je viens de vous dire, il y a un moment, qu'elle existe depuis bien long-temps en Angleterre. J'ajouterai qu'on a encore découvert son ancienneté dans d'autres pays, que des vieillards qui l'avaient contractée dans leur première jeunesse, ne s'en sont pas moins bien portés pendant toute leur vie, et qu'ils n'ont jamais eu la petite-vérole. Enfin, M. Martin vous a confirmé la même chose, lorsqu'il vous a raconté comment on avait reconnu la vertu préservative de la vaccine.

Actuellement, qu'exigez-vous de plus, Catherine ?... voudriez-vous attendre cinquante ans encore ?... eh bien! attendez, laissez arriver d'un moment à l'autre la petite-vérole; laissez lui exercer toute sa fureur sur vos enfans; exposez-les, par votre répugnance déraisonnable pour la nouveauté, à rester infirmes, hideux, ou même à perdre la vie. Vous pleurerez alors ; vous vous arracherez les cheveux, vous gémirez de votre aveugle obstination ; vous vous direz : *mes pauvres enfans, mes chers enfans, si je les avais fait vacciner!...* Mais il ne sera plus temps, le coup irréparable sera porté, et à vos regrets amers se joindront des remords déchirans qui vous ôteront votre tranquillité pour le reste de vos jours.

MATHURIN VAILLANT.

Ça n'arrivera pas comme ça, n'est-ce pas Catherine? nous ferons vacciner nos enfans. Notre petite fille surtout ; elle est si gentille! et comme je n'aurai pas grand argent à lui donner en mariage, je ne me soucie pas que la petite-vérole lui fasse venir une figure comme une râpe. Sais-tu bien que ça éloigne les maris, à moins qu'on ne remplisse les trous de petite-vérole avec des écus.

CATHERINE VAILLANT.

Mais le grand-père et la grand'mère voudront-ils ?

MATHURIN VAILLANT.

Je les avertirai, c'est mon devoir, et je leur exposerai mes raisons. S'ils persistent à s'opposer à ma volonté, je leur dirai :

Mon père et ma mère, je vous aime et je vous respecte infiniment; mais je dois aussi aimer mes enfans. Or, en mes qualités de bon père et de chrétien, il ne m'est point permis d'exposer leur santé et leur vie, pour contenter votre injuste prévention contre une chose utile.

Si après tout ils ne veulent pas croire que la vaccine préserve de la petite-vérole, je leur dirai encore :

Tous les gens sensés l'assurent, l'expérience le confirme, en conséquence je dois le croire ; et quand même ce ne serait pas, et que mes enfans gagneraient la petite-vérole après avoir été vaccinés, au moins je n'aurai rien à me reprocher, puisque j'aurai employé, pour les en préserver, les moyens que Dieu a bien voulu m'indiquer, en permettant qu'on découvrît la vaccine.

LE CURÉ.

C'est bien, Mathurin; et je crois que

vos parens, s'ils sont raisonnables, ne pourront point se refuser à votre raisonnement.

JEAN RÉTIF.

Mais, monsieur Martin nous avait dit qu'on pouvait inoculer la petite-vérole; il me semble que cela serait un préservatif encore plus sûr que la vaccine?

GEORGES BONNEFOI.

Te voilà encore une fois. Va, tu ne t'appelles pas Rétif pour rien?

JEAN RÉTIF.

Mais laisse-moi donc parler! tu sais bien que nous sommes ici pour dire ce que nous pensons, et pour faire des objections à ces Messieurs.

M. MARTIN.

Jean Rétif a raison, et je vais lui répondre. Sans doute l'inoculation de la petite-vérole, en donnant cette maladie, en garantit pour l'avenir, mais elle n'en garantit pas plus sûrement que la vaccine. Or, l'inoculation de la petite-vérole rend quelques enfans très malades, je vous ai même dit qu'il n'était pas sans exemple d'en voir mourir. En outre, l'inoculation de la petite-vérole laisse quelquefois, quoique très rarement à la vérité, des marques et d'autres infirmités. Enfin, on ne peut inoculer qu'après avoir préparé le corps à l'opération. Dans la vaccination, non-seulement on n'a rien à craindre de tout cela, et on peut vacciner à tout instant sans être obligé de préparer l'enfant; mais encore, et notez bien ce que je vais vous dire, *la vaccine n'infecte point les autres enfans comme la petite-vérole inoculée.*

LISE BONNEFOI.

Comment, monsieur Martin, la vaccine ne peut donc pas se gagner en s'approchant du malade ou en le touchant?

M. MARTIN.

Non, elle ne peut se communiquer

qu'autant qu'on applique sur un endroit entamé de la peau, un peu de matière d'une pustule. Vous voyez quel grand avantage présente encore sous ce rapport la vaccination. Autrefois, quand on inoculait la petite-vérole à un enfant, on exposait tout une commune; que dis-je? tout un pays à avoir la maladie. Aussi quelques gouvernemens ne voulaient-ils permettre d'inoculer que lorsque la petite-vérole régnait.

LISE BONNEFOI.

Et les enfans ne sont jamais ni marqués ni défigurés par la vaccine?

M. MARTIN.

Comment voudriez-vous qu'ils le fussent, puisqu'il ne paraît jamais de boutons qu'aux endroits où l'on a fait des piqûres?

JEAN RÉTIF.

Il ne me reste plus qu'une inquiétude: j'ai toujours peur qu'en prenant la matière de la vaccine sur un sujet malsain, on ne s'expose à communiquer quelque autre maladie à la personne que l'on veut préserver de la petite-vérole.

M. MARTIN.

Cette objection est assez sérieuse pour avoir été prise en très grande considération par tous les gens de l'art. Aussi n'est-ce qu'après les expériences les plus variées et les plus concluantes, que les médecins n'ont pas craint d'affirmer que le virus vaccin était incorruptible, et qu'il ne pouvait se combiner avec aucun autre principe morbifique. Croyez-vous que s'il en eût été autrement, les savans, les hommes respectables de toutes classes de la société, eussent été assez barbares pour compromettre à ce point la santé de leurs propres enfans, en risquant de leur transmettre (sans la moindre nécessité) le germe des maladies les plus redoutables? Je dis sans la moindre nécessité, car l'expérience n'eût-elle pas démontré la vérité de cette assertion, on ne devait point pour cela renoncer au bienfait de la vaccine, il aurait seulement fallu une attention plus minutieuse dans le choix des sujets, et aller plus fréquemment chercher le virus à sa véritable source.

JEAN RÉTIF.

Je ne conçois pas très bien comment il a été possible de faire des expériences qui aient pu rassurer entièrement sur des craintes qui me paraissent si bien fondées.

M. MARTIN.

Il n'est pas facile de vous convaincre, Jean Rétif; mais loin de blâmer votre obstination, je la trouve très louable en cette circonstance, puisqu'elle me fournit l'occasion de lever tous les doutes que vous pourriez encore avoir relativement à une des objections les plus spécieuses que l'on ait faites contre la vaccine.

Les médecins chargés par le gouvernement, de faire des essais sur l'utilité de ce préservatif, ont pris le virus vaccin sur des enfans affectés de dartres, de gale, d'écrouelles, etc., et l'ont transmis en cet état à des sujets bien portans, sans qu'il en soit résulté aucun inconvénient. Ces expériences ont été répétées dans toutes les circonstances possibles, et elles ont constamment tourné à l'avantage de la vaccine. Direz-vous, maintenant, que le germe de ces maladies, n'ayant pas encore eu le temps de se développer, exercera peut-être plus tard ses ravages? L'enfance ne porte point impunément un vice capable de se communiquer; lorsqu'il existe, il se manifeste par des désordres évidens, et l'expérience de quarante années répond aux incrédules, plus victorieusement que tous les raisonnemens possibles.

GEORGES BONNEFOI.

Mais savez-vous bien, monsieur Martin, qu'il est abominable de faire de semblables essais sur de pauvres enfans?

M. MARTIN.

Remarquez que ces enfans étaient sous

la surveillance journalière d'habiles médecins qui leur auraient porté de prompts secours, et que toutes les maladies qu'il était permis de redouter dans ces cas, sont faciles à guérir lorsqu'elles proviennent d'une cause externe, et qu'on les combat à temps. Il était donc excusable de faire en faveur du bien général, quelques sacrifices momentanés, qui d'ailleurs ne compromettaient ni l'existence ni même la santé des personnes.

Au reste, si vous vous décidez à faire vacciner vos enfans, je vous promets, si cela peut contribuer à votre tranquillité, de ne prendre la matière que sur ceux qui seront les plus robustes et les mieux portans.

JEAN RÉTIF.

Actuellement, me voilà entièrement convaincu. Mais, monsieur Martin, vous nous aviez promis de nous dire comment on distinguait *la fausse vaccine de la bonne vaccine?*

M. MARTIN.

Je vous remercie de m'en faire ressouvenir, et je vais réparer mon oubli.

Premièrement. La fausse vaccine se développe plus rapidement que la vraie, puisqu'on remarque dès le second jour un changement sensible aux endroits des piqûres, qui déjà, dès le troisième jour, sont en suppuration.

Deuxièmement. Le cercle rouge autour du bouton n'existe pas du tout, ou n'est point aussi bien dessiné que dans la vraie vaccine.

Troisièmement. Les boutons ne sont pas aussi ronds. Ils sont quelquefois longs, d'autres fois ils sont échancrés, etc.

Quatrièmement. Le petit endroit renfoncé au milieu d'un bouton de vraie vaccine, n'existe point dans un bouton de fausse vaccine.

Cinquièmement. La matière contenue dans un bouton de vraie vaccine, est claire et transparente ; au lieu que celle d'un bouton de fausse vaccine, est plus épaisse et jaunâtre.

Sixièmement. Quand on ouvre un bouton de vraie vaccine, il ne se vide pas à beaucoup près en entier, et il faut y faire plusieurs trous pour le vider. Cela vient de ce que le bouton est divisé par compartimens que les médecins appellent des cellules, et dont chacun contient une petite portion de pus. Je ne saurais mieux comparer ce que je viens de vous dire, qu'au trognon d'une pomme, dont chaque pépin a, pour ainsi dire, sa chambre. Tout cela n'a pas lieu dans un bouton de fausse vaccine, qui est à-peu-près comme une vessie pleine, que l'on peut vider en y faisant un seul trou.

Septièmement. Enfin, la croûte qui se forme sur un bouton de fausse vaccine, est raboteuse, à-peu-près comme une croûte de gourme; tandis que celle qui s'établit sur un bouton de vraie vaccine, est, comme je vous l'ai déjà dit, lisse et presque polie comme de la corne.

Vous voyez, mes amis, qu'il existe de bien grandes différences entre un faux et un vrai bouton de vaccine, et qu'on aurait tort d'exiger de l'un ce qu'on a droit d'attendre de l'autre.

GEORGES BONNEFOI.

Mais, puisque nous savons distinguer actuellement la fausse vaccine de la vraie vaccine, et qu'il est très facile de faire de petites piqûres de puces, est-ce que nous ne pourrions pas vacciner nous-mêmes nos enfans?

M. MARTIN.

Sans doute, vous le pourriez; cependant il est toujours plus prudent de laisser pratiquer cette opération par les médecins et les sages-femmes, non sous le rapport de sa difficulté, mais parce qu'il serait possible que, quoique je vous aie indiqué les signes de la vraie et de la fausse vaccine, vous puissiez encore vous tromper. D'ailleurs, pour que tout aille bien dans ce monde, il faut que chacun se mêle de son état. Si néanmoins il n'y avait pas de chirurgien dans un endroit, le curé rendrait un grand service à ses paroissiens, en s'occupant lui-même de cette opération.

GEORGES BONNEFOI.

C'est bien dommage qu'il faille donner de l'argent pour faire vacciner. Ce n'est pas pour moi que je parle, mais c'est pour les pauvres gens qui n'ont pas le moyen de payer le chirurgien.

M. MARTIN.

Il n'est pas de ville aujourd'hui où l'on ne vaccine gratuitement les enfans des personnes peu fortunées. Au surplus, presque tous les enfans qu'on ne vaccine pas, sont tôt ou tard atteints de la petite-vérole. Si alors vous calculez toutes les dépenses qu'on est obligé de faire en visites de médecins et en drogues, si vous ajoutez à cela tous les dérangemens, tous les embarras de ménage qu'une maladie grave occasionne; je vous le demande, ne vaut-il pas infiniment mieux sacrifier une légère somme, et se débarrasser ainsi à jamais d'un ennemi aussi redoutable que la petite-vérole? Vous remarquerez ici, mes enfans, que ce n'est pas pour moi que je parle; car j'aurais, ainsi que tous mes confrères, beaucoup plus d'intérêt à laisser subsister la petite-vérole et son inoculation, qu'à prôner partout la vaccine. On payait fort cher l'inoculation, au lieu qu'on ne donne presque rien pour la vaccination qui exige tout au plus deux ou trois visites de chirurgien, afin qu'il voie si elle se développe convenablement. Je n'ai pas besoin de vous dire combien de fois il faut visiter un malade atteint de la petite-vérole, surtout lorsqu'elle est maligne. Ainsi, je le répète encore, *si les médecins n'écoutaient que leurs propre intérêt, ils seraient les plus grands ennemis de la vaccine.*

LE CURÉ.

Mes enfans, je crois que nous n'avons plus rien à nous dire. Vous nous avez fait plusieurs objections contre la vaccine, que nous croyons, monsieur Martin et moi, avoir combattues victorieusement.

TOUS.

Oui, monsieur le Curé.

LE CURÉ.

Vous avez vu vous-mêmes, que la plupart des doutes que vous avez élevés contre l'utilité de cette découverte, étaient principalement fondés sur ce que vous n'en connaissiez pas bien les détails. Maintenant que vous ne les ignorez plus; maintenant que vous êtes convaincus que ce n'est point un péché de se garantir par la vaccine de la petite-vérole; que la vaccine préserve réellement de cette maladie, sans en entraîner une autre, et sans nuire à la santé : actuellement dis-je, que vous savez tout cela, j'abandonne l'exécution de ce préservatif précieux à vos consciences. Songez toutefois que vous êtes pères; songez que vous êtes mères; et que si vous négligiez de profiter des avantages que la divine providence vous offre par la découverte de la vaccine, vos enfans pourraient un jour vous reprocher votre barbare indifférence. Songez encore, qu'en vous conduisant ainsi, vous sembleriez mépriser la voix du ciel qui vous dit : *aide-toi, et je t'aiderai*. Songez enfin, que vous manqueriez cruellement au gouvernement qui vous protège; je dirai plus, à la société entière. Car, si, comme il faut espérer que cela arrivera un jour, tous les hommes se réünissaient pour faire vacciner leurs enfans quelques semaines après leur naissance, nous ne connaîtrions bientôt plus que de nom, une des plus cruelles maladies qui affligent l'espèce humaine; ainsi donc, réfléchissez bien sur tout ce qui a été dit, et . . . décidez-vous.

MATHURIN VAILLANT.

Quant à moi et à ma femme, c'est tout médité et conclu. Nous faisons vacciner nos enfans, monsieur le Chirurgien, et cela pas plus tard que demain.

GEORGES ET LISE BONNEFOI.

Et nous de même !

CATHERINE VAILLANT.

Moi aussi, cependant j'y mets une condition.

LE CURÉ.

Laquelle?

CATHERINE VAILLANT.

C'est que mon enfant ne servira pas à vacciner d'autres enfans.

LE CURÉ.

Par quelle raison ?

CATHERINE VAILLANT.

C'est que cela doit faire du mal à ces pauvres enfans lorsqu'on ouvre les boutons pour en faire sortir la matière, et que cela doit les empêcher de guérir.

LE CHIRURGIEN.

Vous êtes dans l'erreur, Catherine, cela ne leur fait pas plus de mal que lorsqu'on pique la cloche d'une brûlure ou d'un vésicatoire, et les boutons guérissent aussi promptement que si on n'y avait pas touché.

LE CURÉ.

D'ailleurs mes enfans, ne devons-nous pas nous aider les uns les autres. Si chacun pensait comme vous, Catherine; si chacun refusait de laisser prendre du vaccin sur son enfant, que deviendraient les vaccinations? Il faudrait bientôt renoncer à ce bienfait, ou recourir chaque fois au vaccin pris sur les vaches, ce qui serait impossible, attendu qu'il ne se rencontre pas partout et en tout temps.

CATHERINE VAILLANT.

Mettons que je n'ai rien dit, monsieur

le curé, je consens à faire ce que vous desirez.

TOUS.

Et nous aussi, et nous aussi!

LE CURÉ.

Mes enfans, je ne saurais vous exprimer la joie que vos excellentes dispositions me font éprouver. Allez, vous n'aurez pas sujet de vous en repentir. Ainsi à demain, mes enfans! à demain!

TOUS.

A demain, monsieur le Curé! à demain, monsieur le Chirurgien!

Le lendemain, le Chirurgien vaccina les enfans de Mathurin Vaillant, de Georges Bonnefoi et de quelques autres habitans.

La vaccine se développa régulièrement.

Bientôt après, toutes les personnes de l'endroit qui n'avaient pas encore eu la petite-vérole, furent également soumises à la vaccination, et le succès fut le même. Quelques paysans des villages voisins se moquèrent, à la vérité, dans les commencemens, de cette *manie ;* car c'est ainsi qu'ils appelaient la vaccination. Mais les bons habitans de C*, forts du sentiment d'avoir rempli leurs devoirs, firent peu d'attention aux mauvaises plaisanteries. Bientôt ils eurent occasion de plaindre ceux qui avaient cherché à les tourner en ridicule; car une petite-vérole très maligne s'étant déclarée dans les environs, le village où tout le monde avait été vacciné, en fut le seul préservé; tandis que dans les endroits voisins on n'entendit que pleurs et gémissemens sur les victimes nombreuses que la cruelle maladie moissonnait chaque jour. Ce fut alors que les habitans de C*, dirigés par la plus vive reconnaissance, se pressèrent autour de leur respectable Pasteur, et lui exprimèrent leur gratitude pour les bons conseils qu'il leur avait donnés. Ce vieillard sensible et vertueux, éprouvait de son côté cette satisfaction que la conscience d'une bonne action peut seule inspirer. Des larmes de joie et d'attendrissement humectaient ses paupières; et plus d'une fois, en cherchant à se dérober aux témoignages d'amitié de ses bons paroissiens, il s'écriait : *Je vous avais bien dit, mes enfans, que vous ne vous repentiriez jamais d'avoir suivi le précepte divin:*

AIDE-TOI, ET JE T'AIDERAI!

FIN.

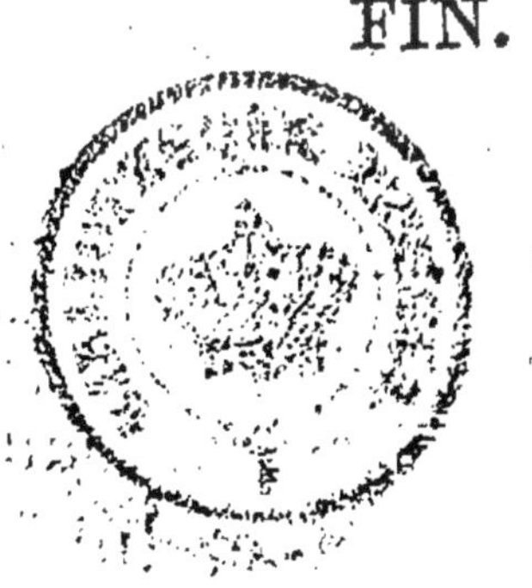

www.ingramcontent.com/pod-product-compliance
Ingram Content Group UK Ltd.
Pitfield, Milton Keynes, MK11 3LW, UK
UKHW020153200726
13856UKWH00003B/976